AF742092

DANS LE SILLAGE DES MÉDECINS DE MARINE
DE L'ANTIQUITÉ À NOS JOURS

Médecine à travers les siècles
Collection dirigée par le Docteur Xavier Riaud

L'objectif de cette collection est de constituer « une histoire grand public » de la médecine ainsi que de ses acteurs plus ou moins connus, de l'Antiquité à nos jours.
Si elle se veut un hommage à ceux qui ont contribué au progrès de l'humanité, elle ne néglige pas pour autant les zones d'ombre ou les dérives de la science médicale.
C'est en ce sens que – conformément à ce que devrait être l'enseignement de l'histoire –, elle ambitionne une « vision globale » et non partielle ou partiale comme cela est trop souvent le cas.

Dernières parutions

Xavier RIAUD, *Dentiste et espion*, 2018.
Jean GRANAT et Évelyne PEYRE, *« Bébé », un nain à la cour de Lunéville (1741-1764)*, 2018.
Xavier RIAUD, *Charles Godon (1854-1923) et Georges Villain (1881-1938), le maître et l'élève*, 2018.
Pauline GRUBER, *Histoire de l'anesthésie en odontologie de l'Antiquité au début du XXe siècle*, 2018.
Patrice PINET, *Les musiciens, la maladie et la médecine de Guillaume de Machaut à Béla Bartók*, 2017.
Annie BOYER-LABROUCHE, *Corps et âmes. Les hommes et la médecine au XVIIIe siècle*, 2017.
Xavier RIAUD (sous la dir. de), *Médecine à travers les siècles. 10 ans déjà ! (2006-2016)*, 2017.
Vincent BOUTON, *François II. La mort d'un roi de seize ans*, 2017.
René PRÉDAL, *L'étrange destin du Docteur Voronoff. En quête d'une jeunesse éternelle ?*, 2017.
Philippe SCHERPEREEL, *Philosophie et médecine*, 2017.
Xavier RIAUD, *Dent et archéologie*, 2017.
Michel A. GERMAIN, *Les tables d'opération. De l'Antiquité à nos jours*, 2016.
Philippe SCHERPEREEL, *Médecins et infirmières dans la guerre de Crimée. 1854-1856*, 2016.

Sofiane Bouhdiba

DANS LE SILLAGE DES MÉDECINS DE MARINE

DE L'ANTIQUITÉ À NOS JOURS

L'Harmattan

Du même auteur

La mortalité urbaine en Tunisie,
Centre de publication universitaire, Tunis, 2012.

Médecin du bled. Sur les pas du médecin de colonie dans le Protectorat tunisien (1881-1956),
L'Harmattan, Paris, 2013.

Gorée, porte sans retour. La mortalité des captifs à bord des navires négriers,
L'Harmattan, Paris, 2014.

L'ennemi invisible. La vérité sur la mort des soldats,
Pierre de Taillac, Paris, 2015.

Pavillon jaune. Histoire de la quarantaine, de la Peste à Ebola,
L'Harmattan, Paris, 2016.

Vieillir en Tunisie, L'Harmattan, Paris, 2017.

© L'Harmattan, 2018
5-7, rue de l'Ecole-Polytechnique, 75005 Paris

http://www.editions-harmattan.fr

ISBN : 978-2-343-14003-2
EAN : 9782343140032

Je dédie ce livre à mon frère,
le Docteur Saber Bouhdiba,
Chirurgien de métier,
Marin par passion...

« *De nombreux capitaines, s'ils embarquent un chirurgien,*
préfèrent un ignorant dans son art pourvu qu'il ait déjà navigué
et qu'il puisse aider à la manœuvre,
à celui qui est en état de traiter les malades
et n'a point encore navigué .. »

G. Mauran, *Essai sur les maladies qui attaquent le plus communément les gens de mer sur leur santé*, Marseille, 1766

Sommaire

Avant-propos

C'est en octobre 2007, lors d'une mémorable visite de la frégate américaine « Old Ironsides[1] », amarrée au Charlestown Navy Yard de Boston, que m'était déjà venue à l'esprit l'idée d'écrire un ouvrage sur l'histoire, que j'imaginais oh combien épique, des médecins navals.

En pénétrant dans la cabine du chirurgien de l'*USS Constitution*, modeste havre de science et de savoir dans l'enchevêtrement de poulies, d'amarres, de canons, de la frégate américaine, je ne pouvais guère m'empêcher de penser à ces générations de médecins, qui étaient tout autant marins, embarqués de longs mois durant dans les entrailles des navires, pour en protéger les occupants. Assurément, le « surgeon cockpit » était un lieu respecté, craint, haï peut-être, dans lequel des vies ont été sauvées, des membres amputés, des braves sont morts dans d'atroces souffrances, où tant de drames se sont noués, au gré des vents marins.

Pour collecter le matériau nécessaire à la réalisation de ce livre, j'ai eu le privilège de visiter quelques-uns des hauts lieux historiques de la médecine navale dans le monde, de Mykonos à Boston, en passant par Venise, Rochefort, Carthage, Tanger, Lisbonne, Capetown et la mythique Zanzibar.

Au lieu de n'être qu'une réflexion de plus sur l'histoire de la médecine, cet ouvrage se propose de suivre au plus près, sur trois longs millénaires, le quotidien de ces milliers de médecins ayant pratiqué leur noble art, qui sur une trirème brinquebalante, qui sur un paquebot de luxe, avec toujours un seul mot d'ordre : sauver des vies.

Comparée à la surabondance de la littérature ancienne et moderne traitant de l'histoire de la médecine, notre connaissance des origines de l'art médical maritime reste très limitée. C'est l'une des raisons pour lesquelles nous avons choisi de consacrer

---

[1] Surnom de la frégate américaine *USS Constitution*, gagné lors de la guerre anglo-américaine de 1812, lors de son affrontement victorieux avec le *HMS Guerrière*. Voyant les boulets britanniques ricocher sur les plaques de fer couvrant la coque de la frégate américaine, un marin aurait alors crié : « Huzzah! Her sides are made of iron! »

un ouvrage à l'histoire des médecins de marine, en tentant dans la mesure du possible, de remonter jusqu'à l'antiquité.

On croit trop souvent que la figure du médecin naval jouissait d'un immense prestige. Médecin ou chirurgien, donc détenteur de savoir et de savoir-faire, le praticien était également marin, négrier, flibustier aventurier. Il était même parfois officier de la marine de guerre, donc détenteur de pouvoir, défenseur de la patrie. Pourtant, le chirurgien fut longtemps méprisé, moqué, relégué au rang de ventouseur, saigneur, étuviste, barbier. Parfois même plus barbier que chirurgien, voire plus sorcier que chirurgien sur certains vaisseaux obscurs.

Le marin, fut-il médecin de surcroit, payait fort le prix de sa soi-disant liberté : misérable, malade, trop souvent assimilé à un homme de sac et de corde, le métier était-il aussi prestigieux qu'on le croit ? Officier militaire, il était d'abord soldat, chargé de missions pas toujours humanitaires. On pense en particulier aux médecins de la flotte de Hernan Cortès.

Nous tenterons de voir ce qu'il en était réellement de ce personnage haut en couleur, à travers le présent ouvrage. Pour cela, nous organiserons notre réflexion en trois grandes parties. Nous consacrerons la première partie de ce livre aux origines antiques de la médecine navale, avant de tenter de mieux connaître le personnage du médecin navigant, au travers de l'examen de ses ambitions, de sa formation, de son statut à bord.

Nous tenterons ensuite, dans une deuxième partie, de mieux comprendre le rôle qu'il jouait réellement à bord de son navire. Cela nous amènera à nous familiariser avec l'environnement dans lequel il évoluait : l'infirmerie dans laquelle il officiait, le fameux « coffre de mer » dont il se servait au quotidien, et la faune médicale qui l'entourait : assistants, infirmiers, pharmacien de marine, dentistes… tout un monde plus ou moins utile, parfois hostile, qui grouillait autour de ce personnage central qu'est le médecin naval.

Dans sa dernière partie, l'ouvrage s'attachera à mieux connaître les nombreux défis auxquels était confronté le médecin navigant, et en particulier les maladies et les traumatismes spécifiques à la vie de marin.

Première partie

LE MEDECIN DE MARINE

La médecine navale, objet de cet ouvrage, n'est devenue une discipline à part entière, avec ses spécificités que dans la période moderne. Autrefois, lorsque l'homme naviguait occasionnellement, pour « rejoindre la rive en face », le trajet sur la rivière ou en mer ne durait pas suffisamment longtemps pour véritablement nécessiter une couverture sanitaire.

De même que toutes les autres activités liées à la navigation, cuisine, blanchisserie, couchage, sauvetage, ce n'est que lorsque l'activité maritime a commencé à regrouper de plus en plus d'hommes pendant des périodes de plus en plus longues, que l'on se rend compte qu'il faut désormais gérer une lourde logistique à bord. Pour assurer la protection de l'équipage et des passagers, qu'ils soient civils ou soldats - car la guerre aussi emprunte la route maritime - il faut mettre en place des ressources matérielles et humaines de plus en plus spécialisées.

L'équipage, autrefois composé exclusivement d'hommes destinés à faire avancer le navire, rameurs, pilote, capitaine, intègre désormais des métiers traditionnellement réservés à des activités terrestres. C'est ainsi que les vaisseaux qui commencent à pratiquer le cabotage embarquent des charpentiers, des tonneliers, des cuisiniers, des aumôniers, des médecins.

Pour comprendre comment la présence de médecins devient nécessaire à bord, il faut remonter aux origines de la médecine navale, à la Grèce antique. Pour encadrer la profession naissante, il faudra aussi mettre en place un règlement, une hiérarchie, un cursus éducatif spécifique, et d'une manière générale clarifier le statut du médecin embarqué à bord d'un navire.

Chapitre premier
AUX ORIGINES DE LA MEDECINE NAVALE

La grande aventure de la médecine navale est intimement liée à l'Histoire de la navigation. Comme le souligne le chirurgien naval américain Louis Harry Roddis, tant que l'Homme se contentait de flotter sur de petits radeaux, sur des fleuves ou dans des baies protégées du vent et des grands courants maritimes, il n'était pas confronté à des problèmes sanitaires particuliers, si ce n'est la noyade ou une attaque de bêtes sauvages, crocodiles, gros poissons ou autres[2].

C'est à partir du moment où l'Homme a courageusement décidé - mais était-ce véritablement un choix ?[3] - de naviguer sur de longues périodes, une journée au moins, voire plusieurs jours, qu'il a commencé à se rendre compte des spécificités de la « morbidité marine ». La nourriture, l'eau potable, la ventilation, l'ablution, l'espace même, simples formalités à terre, deviennent désormais l'objet de véritables stratégies. Il faut maintenant s'organiser pour vivre et survivre en mer, et accomplir des voyages maritimes de plus en plus longs, de plus en plus dangereux. On sait aujourd'hui, par exemple, que les problèmes respiratoires et gastro-intestinaux étaient fréquents à bord des galères[4].

La médecine navale ne fera ainsi l'objet d'une véritable réglementation homogène, voire internationale, qu'à l'ère moderne, lorsque les immenses flottes britanniques, françaises, portugaises, espagnoles, hollandaises, sillonneront les mers du nouveau monde.

---

[2] Roddis (Louis Harry), *A short history of nautical medicine*, New York, Paul B. Hoeber, 1940, p. 2

[3] Pêcher, fuir l'ennemi, découvrir de nouvelles terres, relevaient souvent de stratégies de survie

[4] Osborne (Michael), *Médecine navale*, in *Dictionnaire de la pensée médicale*, Paris, Presses Universitaires de France, 2004, p. 777

Les grands navires, utilisant des technologies de plus en plus complexes, vont progressivement développer leur propre écologie morbide. De nouvelles maladies, liées aux longs voyages, vont apparaître, alors qu'elles étaient insoupçonnées sur les petits navires limités par nature à une navigation de cabotage.

Par ailleurs, la mise au point de nouvelles armes de guerre va confronter les médecins de marine à des blessures d'un type nouveau, comme par exemple les écrasements de la cage thoracique lors des canonnades précédant l'abordage, les ravages exercés par les éclats de bois du pont et des mâts, ou encore les impacts des balles de fusil tirées dans un plan vertical, à partir des ponts supérieurs.

Nous avons tenté de remonter le plus loin possible dans le temps, mais il semblerait finalement que ce soit dans la Grèce antique que la profession soit véritablement née.

La Grèce antique

De nombreux auteurs considèrent la Grèce comme l'origine de la médecine navale. Roger Dachez écrit par exemple : « Devenu adulte, Asclépios fut sans doute le premier médecin de marine en prenant part à la mythique expédition des Argonautes[5] ».

C'est dans l'antiquité que les chefs militaires grecs ont commencé à embarquer d'une manière organisée et systématique des médecins à bord des navires de guerre. Dans l'Iliade, Homère mentionne l'existence de deux médecins qui officiaient à bord des 1194 vaisseaux de la flotte grecque, et qui transportaient environ cent mille hommes[6]. Le ratio médecin/marin, proche de zéro, démontre en même temps le peu de cas que l'on faisait de la santé navale en Grèce.

Les médecins navals cités par Homère, Machaon et son frère Podalire, tous deux fils d'Asclepios, étaient également des soldats, et commandaient les trente vaisseaux thessaliens

---

[5] Dachez (R.), *Histoire de la médecine, de l'Antiquité au XXe siècle*, Paris, Tallandier, 2008, p. 71

[6] Homère, *Iliade*, chapitre II

transportant les guerriers de Trikka, d'Ithomé et d'OEchalie, dans le Péloponnèse. Le texte homérique nous apprend que Machaon a même été blessé à l'épaule par Pâris[7]. Il semblerait que Machaon ait été un chirurgien, tandis que Podalire aurait plutôt été un spécialiste de la médecine interne, et en particulier de l'hygiène et des régimes thérapeutiques[8].

Ces premiers médecins-soldats avaient probablement des connaissances chirurgicales très limitées, mais étaient tout de même capables d'arrêter une hémorragie, calmer des douleurs et arracher des flèches sans détruire les muscles. A une époque où une simple éraflure pouvait infecter un organisme humain, entraîner une gangrène, un tétanos, ces connaissances empiriques faisaient d'eux des éléments de valeur, qu'il fallait protéger.

Diodore de Sicile écrit ainsi : « [Machaon et Podalire] furent d'un grand secours aux Grecs dans cette guerre, traitant avec beaucoup de succès ceux d'entre eux qui étaient blessés. Aussi s'acquirent-ils une très grande réputation et le besoin qu'on avait de leur art fut cause qu'on les exempta des combats et de toutes les autres fonctions militaires[9] ». Il est vrai que lorsque l'état-major dispose de cent mille hommes, deux de plus ou de moins ne risquaient guère de changer le cours d'une bataille

Au cours de nos recherches, nous avons pu consulter quelques listes de membres d'équipage de quadrirèmes de guerre rhodiennes, et certains mentionnaient un *ἰατρός*, médecin. Ce dernier ne bénéficiait pas du rang d'officier, et son statut semblait lié à celui de simple intendance, puisque son nom figurait humblement à côté de celui du *naupegos*[10], du *kopodetes*[11], ou encore de l'indispensable *elaiochreistes*[12].

---

[7] Homère, *Iliade*, chapitre XI, vers 513

[8] Corlieu (A.), « La médecine militaire dans les armées grecques et romaines de l'antiquité », in *La Revue Scientifique*, 29 octobre 1892 ;

[9] Diodore de Sicile, *Bibliothèque historique*, IV, 71, traduction de l'Abbé Terrasson

[10] Charpentier

[11] Préposé aux sangles qui maintenaient les rames aux flancs du navire

[12] Fournisseur de l'huile d'olive, avec laquelle les rameurs se frictionnaient le corps

Les médecins embarqués sur les navires grecs étaient souvent *μέτοικος*[13], et beaucoup d'entre eux étaient originaires de l'île de Cos, terre natale d'Hippocrate. On disait d'ailleurs de Cos qu'elle était « exportatrice de médecins[14] », puisqu'elle fournissait le gros du contingent des *ἰατρός*.

Dans l'*Odyssée,* le médecin embarqué à bord des navires était classé au même titre qu'un charpentier ou un musicien, une sorte de « travailleur public », fonctionnaire dirions-nous aujourd'hui, et qui était de quelque utilité pour la communauté. Ralph Jackson avance l'hypothèque que, étant un travailleur itinérant, le médecin naval de l'antiquité grecque ne pouvait devenir propriétaire terrien, ce qui du coup lui interdisait l'accès aux plus hautes sphères de la société[15].

On peut également avancer ici l'hypothèse que les flottes grecques comprenaient un navire-hôpital, car certaines trirèmes portaient des noms suggestifs, tels que *Therapeia*, mot grec désignant la santé. Le chirurgien naval américain Louis Harry Roddis écrit ainsi : « The Greeks and Romans probably had ships which could properly be called hospital ships, for it is certain that some of the vessels were set aside for the injured, and it is possible that they were more or less permanently used fot that purpose.

We may infer this from the fact that both Greeks and Romans were in the habit of naming their vessels according to the purposes for which they were used. One of the Greek triremes was known as the *Therapeia*, the Greek word for health, which would imply that the vessel was a hospital ship. The name of one of the Roman triremes, based on Misenum[16],

---

[13] *Métoïkos*, « celui qui a changé de résidence ». Statut intermédiaire entre citoyen et étranger, désignant des ressortissants grecs d'autres cités

[14] Gourevitch (D.), « Le triangle hippocratique dans le monde gréco-romain. Le malade, sa maladie et son médecin », in *Bibliothèque des Écoles françaises d'Athènes et de Rome*, Volume 251, 1984, Ecole Française de Rome

[15] Jackson (Ralph), *Doctors and diseases in the Roman Empire*, Londres, British Museum Press, 1988, p. 12

[16] Port mythique situé dans la commune de Bacoli, dans la province de Naples. *Misenus*, compagnon d'Hector et trompettiste d'Énée, s'y serait noyé à l'issue d'une compétition de trompette, qui aurait mal tourné, avec le dieu marin Triton

was the *Aesculapius*: it may be safely assumed that it was a hospital or ambulance ship[17] ».

Rome

A Rome, c'est encore dans un cadre martial que la médecine navale évolue. En effet, c'est la puissante marine de guerre romaine[18] qui va perpétuer la tradition grecque d'embarquer des médecins. L'historien français Pierre Pluchon souligne ainsi : « Des praticiens embarquent également à bord des navires de guerre helléniques. Ces *iatros* comptent au rang des techniciens. Cette tradition persiste à bord des bâtiments de combat romains. Leurs noms figurent sur les rôles d'équipage et se retrouvent sur une douzaine d'inscriptions funéraires.

Tout en appartenant à une classe supérieure à celle des médecins civils pratiquant à terre, ils sont généralement d'origine modeste et bénéficient déjà d'une immunité à l'issue des combats. Leur rôle consiste essentiellement à soigner les blessures provoquées par des armes blanches ou des armes de jet, et parfois des brûlures causées par l'emploi de projectiles incendiaires inaugurés à l'époque hellénistique[19] ».

Comme en Grèce, le médecin naval romain bénéficiait du statut de *immunes*, c'est-à-dire qu'il était exempté de participer au combat. Toutefois, lorsque les chirurgiens manquaient, on avait recours à des légionnaires. Il n'était pas rare, en effet, que des légionnaires ayant quelque expérience en matière d'extraction des flèches par exemple, occupent la double fonction de combattant et soignant.

L'historien américain John Scarborough écrit ainsi : « Trajan's Column would thus bear out the general picture: the *medici* were those soldiers of a legion or of an auxiliary detachment who had demonstrated their capabilities for wound dressing and a primitive surgery, but who were not trained

---

[17] Roddis (Louis Harry), *A short history of nautical medicine*, New York, Paul B. Hoeber, 1940, pp. 7-8

[18] La première guerre punique de 260 avant J.-C. sera l'occasion pour les Romains de montrer la puissance de leur flotte de guerre en Méditerranée

[19] Pluchon (Pierre), *Histoire des médecins et pharmaciens de marine et des colonies*, Toulouse, Privat, 1985, pp. 16-17

physicians[20]». Une preuve supplémentaire que la médecine à Rome était d'abord empirique.

On peut se poser ici la question des raisons sous-tendant l'immunité des *iatros* : voulait-on les préserver d'une mort, du fait qu'ils étaient rares et utiles ? Ou était-ce plutôt un privilège rattaché à leur fonction ? Nous penchons pour la première hypothèse, quoique la question fasse encore débat, aujourd'hui encore, au sein de la communauté des historiens de la médecine.

De fait, les Romains seront les premiers à définir les fonctions et la rémunération des médecins qui embarquaient à bord des navires. Vers 82 avant J. C., il semblait déjà exister un service de santé bien organisé et exclusivement dédié à la puissante marine militaire romaine.

Le juriste britannique Michael Paul Pitassi écrit ainsi : « The Romans, certainly under the Empire and most probably well before that, gave much effort to the organising and provision of medical services and facilities for the fighting men (to an extent in fact that would not be seen again until the nineteenth century AD). Naval bases had base hospitals, such facilities having been identified at bases on the Rhine and Danube[21] ».

L'organisation quasi parfaite de la marine romaine n'est plus à démontrer, et notamment dans le domaine médical. Les trirèmes, par exemple, embarquaient leur propre *medici triremis*. Il semblerait d'ailleurs que la première trace écrite du nom d'un chirurgien naval soit celle de N. (?) Longinus, médecin à bord de la trirème *Cupid*[22]. Son nom figure ainsi sur une tombe découverte à Naples[23].

Ces médecins navals de la première heure bénéficiaient d'un statut à mi-chemin entre les officiers et l'équipage. Ils étaient ainsi considérés comme des sous-officiers, au même titre que les charpentiers, par exemple. Michael Pitassi écrit à ce propos : « There were a number of other senior ratings perhaps

---

[20] Scarborough (J.), « Roman medicine and the legions: a reconsideration », in *Medical History*, juillet 1968, 12(3), p. 260

[21] Pitassi (Michael Paul), *The Roman navy. Ships, men and warfare 350 BC-AD 475*, Grande Bretagne, Seaforth Publishing, 2012, p. 134

[22] Une trirème pouvait embarquer jusqu'à 200 passagers

[23] Roddis (Louis Harry), *A short history of nautical medicine*, New York, Paul B. Hoeber, 1940, p. 2

equivalent to petty officers and every crew would include a *medicus* (medical orderly) and a ship's carpenter (*faber*)[24] ». De fait, le médecin - et davantage le chirurgien - était considéré comme un travailleur manuel : il réparait les os, au même titre que le charpentier réparait les mâts.

Les noms des médecins figuraient également à côté de ceux des musiciens du bord. L'archéologue, philologue et historien français Michel Reddé écrit ainsi : « A côté des joueurs de trompette, dont certains étaient sans doute embarqués et d'autres faisaient partie de l'état-major des officiers supérieurs, le service de santé est bien représenté par 10 inscriptions de médecins *duplicarii* embarqués probablement sur chaque navire puisque l'épigraphie signale les bâtiments auxquels ils appartiennent[25] ».

Les quadrirèmes, plus lourdes, embarquaient également un *medicus* : en 82 avant J. C., une inscription grecque de Samothrace donne la liste de l'équipage d'une quadrirème de Cos commandée par A. Térentius Varro, dans laquelle figure un médecin, placé entre les officiers et les soldats[26].

Il est toutefois incertain que ce médecin ait été officiellement affecté à la couverture médicale de l'équipage, car il pouvait simplement s'agir du *medicus* privé du commandant du navire. Il était en effet courant que le capitaine du navire s'adjoigne, à ses propres frais, les services d'un médecin, et notamment en temps de guerre, pour pouvoir extraire une flèche, remettre un os en place, faire tomber une fièvre[27].

Une hiérarchie distinguait les médecins de marine : le *medicus ordinarus* avait le rang de centurion, sans pour autant commander des hommes. Plus bas dans la hiérarchie se trouvait le *medicus cohortis*, puis le *medicus legionaris*.

---

[24] Pitassi (Michael Paul), *The Roman navy. Ships, men and warfare 350 BC-AD 475*, Grande Bretagne, Seaforth Publishing, 2012, p. 81

[25] Reddé (Michel), *Mare Nostrum*, Rome, Ecole Française de Rome, 1986, p. 536

[26] André (Jacques), *Etre médecin à Rome*, Paris, Les belles lettres, 1987, p. 124

[27] Durant la bataille navale d'Actium par exemple, le médecin Asclépiadès (nom commun chez les médecins, car dérivé d'*Ἀσκληπιός*, dieu de la médecine) accompagnait Octave

Certaines sources mentionnent les *medici castrorum*. Le *medicus duplicarius*[28], titre réservé au médecin de marine, probablement l'équivalent d'un médecin spécialiste, était payé le double d'un médecin ordinaire[29]. Le mot « duplicarius » était alors clairement inscrit à côté de son nom sur la liste de l'équipage.

Le chirurgien naval américain Louis Harry Roddis écrit ainsi : « We even know the pay, which started with 450 denarii a month, was increased to 600, and finally to 1000 denarii a month. This would represent in modern money a monthly pay check of about twenty dollars[30] ».

Enrôlés très tôt, probablement avant l'âge de vingt ans, les médecins navals étaient assistés d'un *manipularis*, sorte d'infirmier[31]. Notons que, en l'absence d'anesthésie, le *manipularis* jouait un rôle essentiel pour maintenir immobile le patient, et notamment dans un espace encombré et confiné tel que le pont du navire.

Les sources semblent concorder sur le fait que l'âge était un critère de premier plan, probablement parce que le médecin naval devait être robuste, capable de supporter les difficultés de la vie de marin[32]. Jacques André cite les cas de S. Arrius Romanus, enrôlé à l'âge de 21 ans, et de Flavius Euprépès, recruté à l'âge de 20 ans et mort au bout de cinq ans de service sur les flottes de Misène et Ravenne.

---

[28] Médecin à double solde

[29] Pour plus de détail, voir Davies (R. W.), « The medici of the Roman armed forces », in *Epigraphische Studien*, 8, 1969, p. 92 ; voir également Starr (C. G.), *The Roman imperial navy*, Ithaque, Cornell University Press, 1941, p. 81

[30] Roddis (Louis Harry), *A short history of nautical medicine*, New York, Paul B. Hoeber, 1940, p. 6

[31] Certaines sources laissent à penser que le *manipularis* était un médecin novice, à qui on attribuait des tâches secondaires, le temps de compléter sa formation ; voir par exemple Reddé Michel, *Mare Nostrum*, Ecole Française de Rome, Rome, 1986, p. 536

[32] Le jeune âge restera un critère sélectif en ce qui concerne le médecin navigant, jusqu'à la légalisation récente de l'âge de la retraite. La présence de médecins âgés est exceptionnelle sur les navires, tout au long de l'histoire navale, contrairement aux capitaines, qui sont souvent de « vieux loups de mer »

Le polygraphe[33] romain Aulus Cornelius Celsus (Celse), décrit ainsi le chirurgien idéal : « Il faut que le chirurgien soit jeune ou voisin encore de la jeunesse ; il doit avoir la main exercée, ferme, jamais tremblante, et se servir aussi facilement de la gauche que de la droite[34] ; sa vue sera nette et perçante, son cœur inaccessible à la crainte ; et, dans sa pitié, se proposant avant tout de guérir le malade, loin de se laisser ébranler par ses cris au point de montrer plus de précipitation que le cas ne l'exige ou de couper moins qu'il ne faut, il réglera son opération comme si les plaintes du patient n'arrivaient pas jusqu'à lui[35] ».

Après la magnificence de Rome, la médecine navale semble connaître une longue période de déchéance, même si un embryon de médecine nautique existe encore sous l'Empire byzantin. Alexandre de Tralles, médecin grec du VIe siècle et contemporain de Justinien, laisse ainsi une œuvre considérable de médecine navale. Les Arabes et les Italiens se chargeront ensuite de transmettre cet héritage vers l'Europe occidentale, sans qu'il y ait toutefois de notables avancées dans le domaine.

Au Moyen Age

Le Moyen Age n'est pas non plus une période particulièrement favorable au développement de la médecine navale. Si l'on exclut quelques pratiques de quarantaine dans le bassin méditerranéen, plus ou moins efficaces pour contenir les grandes épidémies de peste[36], il faut reconnaître que la lutte contre la maladie en mer n'avance pas beaucoup au Moyen Age.

Ce n'est que vers le XIIIe siècle que la présence régulière de médecins sur les flottes de combat devient fréquente. Une médecine navale de l'avant commence ainsi à se dessiner vers

---

[33] Auteur non spécialiste qui écrit sur des sujets variés de l'Antiquité

[34] L'ambidextérité a souvent été considérée comme un atout majeur du chirurgien. Hippocrate y voyait même une condition *sine qua non* chez le *medici ocularii*, pour la réussite des opérations chirurgicales sur les yeux

[35] Celsus, *De Medicina* VII, 4

[36] Bouhdiba (Sofiane), *Pavillon jaune. Histoire de la quarantaine, de la Peste à Ebola*, Paris, L'Harmattan, 2016

le milieu du Moyen âge, même si on est encore loin d'un service de santé structuré tel qu'on le connaît aujourd'hui dans la plupart des marines de guerre[37].

Les chroniques indiquent par exemple que les flottes de galères des grandes républiques maritimes, Venise, Gênes, Raguse, embarquaient systématiquement un chirurgien à bord de chaque navire amiral. A bord de chacune des autres galères, se trouvaient un barbier et son assistant. Cela nécessitait implicitement l'organisation d'un corps permanent de chirurgiens, avec des rotations régulières, de manière à ce qu'il y ait toujours un « chirurgien des galères » disponible pour soigner les marins en campagne[38].

La médicalisation des flottes modernes

C'est à partir de 1415 que les premiers chirurgiens commencent à être officiellement employés dans la flotte anglaise. Comme au temps de la Rome antique, les médecins navals ne sont pas particulièrement estimés, étant encore rangés aux côtés des cordonniers et des laveuses de linge.

De fait, médecins et chirurgiens navals resteront rares jusqu'au XVIe siècle. Dans les années 1580, la marine britannique n'embarquait pas systématiquement des chirurgiens, ces derniers étant d'ailleurs rémunérés au même titre que les membres ordinaires de l'équipage.

Les documents de bord tenus lors des grands voyages maritimes du XVIe siècle ne font d'ailleurs pas spécifiquement mention de la présence de chirurgiens à bord : en 1534 par exemple, lors de son second voyage au Canada, Jacques Cartier n'avait à ses côtés qu'un seul chirurgien. De même, lorsque Francis Drake appareille du port de Plymouth en 1577 pour accomplir son tour du monde, il n'est accompagné que de deux chirurgiens.

En 1820, la Royal Navy comprend 160 navires de guerre, avec à leur bord 872 chirurgiens et 374 seconds. A la même

---

[37] Mounier-Kuhn (Alain), *Chirurgie de guerre. Le cas du Moyen Age*, Paris, Economica, 2006, p. X

[38] Mounier-Kuhn (Alain), *Chirurgie de guerre. Le cas du Moyen Age*, Paris, Economica, 2006, p. 111

époque, les 100 navires de la flotte française embarquaient seulement 315 chirurgiens et assistants[39]. La marine américaine est également sous-médicalisée : en 1815 par exemple, la frégate *USS Constitution*[40] emploie à son bord un seul chirurgien, assisté d'un second pour un équipage de 500 marins.

C'est en 1798 que la jeune marine marchande américaine met en place son propre service hospitalier. Il faudra attendre l'année 1828 pour que la US Navy se dote à son tour de son propre service de santé, qui sera concrétisé en 1830 par la construction de l'hôpital naval de Norfolk, en Virginie, puis par la mise en place d'une école de médecine navale[41].

La marine hollandaise semble avoir été particulièrement précoce en matière de médicalisation : en 1602, la Compagnie hollandaise des Indes orientales disposait déjà d'un service médical bien structuré, comprenant trois médecins réputés et une centaine de chirurgiens. En 1622, la Compagnie fonde son propre hôpital à Batavia[42], qui deviendra d'ailleurs un centre de médecine tropicale réputé[43].

S'il est un élément que l'on peut retenir de ces premières réflexions, c'est ce lien historique, presque naturel, entre la médecine navale et la marine de guerre.

---

[39] Osborne (Michael), *Médecine navale,* in *Dictionnaire de la pensée médicale,* Paris, Presses Universitaires de France, 2004, p. 780

[40] Baptisé par le président Georges Washington c'est aujourd'hui le plus vieux navire de guerre encore à flot dans le monde

[41] Osborne (Michael), *Médecine navale,* in *Dictionnaire de la pensée médicale,* Paris, Presses Universitaires de France, 2004, p. 781

[42] Ancien nom de Jakarta

[43] Le médecin hollandais Jacob Bontius (1592-1631) y publiera son chef d'œuvre *De Medicina Indorum*, dans lequel il traite de pathologies navales, telles que le béribéri, la dysenterie, le pian ou la syphilis

Chapitre II
LES PREMIERS REGLEMENTS

Qui dit médecine organisée fait systématiquement référence à une législation écrite. Aussi loin que nous avons pu remonter dans le temps, il semblerait que le plus ancien recueil de lois et usages maritimes soit la *Lex Rhodia*, qui date de la lointaine antiquité grecque.

La *Lex Rhodia*

Lorsque les Rhodiens prennent le contrôle de la Méditerranée orientale, ils règlementent la navigation maritime, faisant quelque allusion à une médecine organisée à bord des navires.

L'article 5 de la Loi rhodienne, intitulé « Coups et blessures dans une rixe entre gens de l'équipage », stipule ainsi que « Si les gens de l'équipage se querellent entre eux, ils doivent le faire en paroles seulement, et ne pas se frapper l'un l'autre. Si quelqu'un frappe à la tête et y ouvre une plaie, ou fait quelque autre blessure, il supportera les frais de médecin, dépenses faites pour le blessé et les salaires dus pour tout le temps qu'aura duré l'incapacité de travail[44] ».

Même si le texte ne fait pas directement mention d'une quelconque présence médicale à bord, il pose les bases de la responsabilité civile et de la prise en charge des frais médicaux. Par ailleurs, on peut se demander si cet article ne signifie pas implicitement que les navires tombant sous le coup de la loi ne devaient pas embarquer un médecin pour soigner, par exemple, les traumatismes mentionnés.

---

[44] Dareste (R.), « La Lex Rhodia », in *Nouvelle revue historique de droit français et étranger*, 1905

L'article 7, intitulé « Coups portés par toute personne », précise ensuite que « Si un des patrons, des marchands ou des gens de l'équipage frappe du poing un autre homme et lui crève l'œil, ou lui donne un coup de pied d'où résulte une hernie, l'auteur du coup payera les frais de médecin, plus pour l'œil crevé douze pièces d'or, pour la hernie dix. Si l'homme qui a reçu le coup de pied en meurt, celui qui a porté le coup sera responsable de cette mort[45] ».

Si le texte est aussi précis, cela est probablement dû au fait que de nombreux incidents se sont produits durant les navigations en Méditerranée. On peut même avancer l'hypothèse que les coups portés au visage et les coups de pied au ventre devaient être courants durant les traversées, avec à la clé de nombreux cas d'énucléation et de complications conduisant à des hernies.

La circulation des biens et surtout des personnes devait être dense en Grèce, avec son lot d'incidents, d'autant plus que la Méditerranée avait été plus ou moins pacifiée par Pompée depuis 67 avant J.-C.[46].

La *Lex Rhodia* fera l'objet de nombreuses interprétations et amendements dans l'antiquité méditerranéenne. Il faudra toutefois attendre le Moyen Age pour qu'un nouveau texte original, et surtout bien plus spécifique à la médecine navale, fasse son apparition.

Le Coutumier d'Oléron

Au XIIe siècle, un texte de loi réglemente pour la première fois la santé des marins. Le texte, qui porte le nom de *Rôles*[47] *d'Oléron*, ou *Coutumier d'Oléron*, est un code de lois élaboré

---

[45] Dareste (R.), « La Lex Rhodia », in *Nouvelle revue historique de droit français et étranger*, 1905

[46] Cordier Pierre, *De la noyade en Grèce et à Rome,* in Chauvaud Frédéric, *Corps submergés, corps engloutis. Une histoire des noyés et de la noyade de l'Antiquité à nos jours*, Paris, CREAPHIS, 2007, p. 26

[47] Le rôle est un rouleau, qui a l'avantage d'être facilement transportable et est généralement rangé avec les cartes à bord d'un navire

vers l'an 1152 au Château d'Oléron, sous l'impulsion de la reine Aliénor d'Aquitaine[48].

Le texte est d'abord rédigé en Gascon, avant d'être traduit en Anglais sous le titre de *Laws of Oléron.* A l'origine, il se contente de réglementer l'exportation des vins du port de Bordeaux vers l'Angleterre, avant d'être amendé par Richard Ier Cœur de lion puis Jean sans Terre, Henri III et enfin Edwards III. Les dispositions relatives à la santé à bord y sont progressivement introduites, puis étendues de la marine marchande à la marine de guerre.

L'article 6 du *Coutumier d'Oléron*, en particulier, stipule que « Mariners se lovent a leur maistre et il y a aucuns deulx qui sen yssent hors de la nef sans congie et se enyveront et font contekes et aucuns deulx sont naurez le maistre nest pas tenu a les faire garir ne a les pourveoir de riens ainsi les puet bien mettre hors et choisir ung autre en lieu de lui. Et sil couste plus que cellui le mariner le doit paier se le maistre trouve riens du sien[49] ».

Ainsi, le capitaine du navire n'est nullement tenu de payer les soins des marins qui se seraient blessés à la suite d une bagarre ou après avoir trop bu. En revanche, le texte précise que si un marin est blessé pendant son service à bord du navire, les soins doivent alors être pris en charge par le capitaine : « Mais se le maistre lenvoye en aucun service de la nef par son commandement et il se blessat ou naurast il doit estre gary ou sauve sur les coustages de la nef. Et cest le jugement en cest cas[50] ».

L'article 7 des *Rôles d'Oléron* précise par ailleurs que « Il arrive que maladie prend a ung des compaignons ou a deux ou a trois en faissant leur servise de la nef il ne puet pas tant est malade estre en la nef le maistre doit ordonner ung varlet pour le garder ou louer une femme qui prenge garde de lui et le pourveoir de telle viande comme len use en la nef. Cest assavoir

---

[48] Née vers 1122 et décédée en 1204, elle fut reine des Francs, puis reine consort d'Angleterre

[49] *The Black Book of the Admiralty: With an Appendix*, Cambridge, Travers Twiss, Cambridge University Press, 2012

[50] *The Black Book of the Admiralty: With an Appendix*, Travers Twiss, Cambridge, Cambridge University Press, 2012

de tant comme il prist quand il estoitt en santé et rien plus, sil ne lui plest et sil veult avoir viandes plus delicieuses le maistre nest pas tenu a lui querre, si ce nest a ses depens du mariner la nef ne doit pas demourer pour luy ains son doit aler, et ail guarist il doit avoir son louyer tout au long et sil moeurt sa femme ou ses privez le doivent avoir pour lui. Et cest le jugement en cest cas ».

En vertu de ces dispositions, le capitaine du navire doit veiller à soigner et nourrir - sans excès, « rien plus », précise le texte - les marins malades, quitte à recruter quelqu'un à cet effet. En dépit de son aspect rébarbatif, peu compréhensible, le *Coutumier d'Orléans* s'avère être un texte d'avant-garde, posant les prémisses du Code du Travail maritime, puisqu'il prévoit même le paiement du salaire du marin décédé à sa veuve.

Les règlements maritimes du XVIIe siècle

Au XVIIe siècle, partout en Europe, des règlements régissent les conditions de recrutement des médecins navals. En France, l'embarquement d'un chirurgien sur les navires commence à être mentionné comme un fait routinier depuis 1637, et est strictement régi par des textes de loi. En 1642 par exemple, une ordonnance énonce qu'un chirurgien naval doit systématiquement être embarqué à bord de chaque bâtiment de la marine royale[51].

Les rotations des chirurgiens s'organisent sur la base de règlements qui se veulent pratiques. C'est ainsi qu'en 1650, les ports de Brest, Toulon et Rochefort accueillent chacun six chirurgiens, prêts à embarquer sur n'importe quel navire, à la demande écrite de la marine royale. C'est finalement en 1689 que le secrétaire d'Etat à la marine Jean-Baptiste Antoine Colbert[52] promulgue une ordonnance créant un Service de santé de la marine, rattaché à l'intendance.

---

[51] Osborne (M.), « Médecine navale », in *Dictionnaire de la pensée médicale*, Presses Universitaires de France, 2004, p. 779

[52] Plus connu sous le nom de *Marquis de Seignelay*, il était le fils du « Grand » Jean-Baptiste Colbert

De nombreuses ordonnances suivront, permettant la création du Corps des Médecins et Chirurgiens de la Marine, une charte précisant les grandes lignes d'un Service de Santé Naval moderne. Désormais, chaque vaisseau de premier rang[53] doit disposer d'un chirurgien major payé 75 livres par mois, un deuxième chirurgien payé 30 livres par mois, un apothicaire payé 24 livres par mois, un aide-chirurgien payé 18 livres par mois et ainsi de suite. Les plus petits vaisseaux n'ont qu'un seul chirurgien-navigant, polyvalent. Par ailleurs, toute escadre comportant plus de dix vaisseaux doit comporter un navire-hôpital[54]. En France, le nombre de chirurgiens embarqués sur un navire du roi varie selon l'importance du bâtiment, généralement mesurée à son artillerie, et donc de l'importance de son équipage. Un vaisseau de 80 canons par exemple, qui comprenait 900 hommes, embarquait ainsi trois chirurgiens et deux aides-chirurgiens[55].

En France, un décret daté du 4 janvier 1896 institue un Règlement de police sanitaire maritime et crée le tant attendu corps de médecins sanitaires maritimes[56]. En particulier, tout bâtiment à vapeur français affecté au service postal ou au transport d'au moins cent voyageurs, qui fait un trajet dont la durée, escales comprises, dépasse quarante-huit heures, est tenu d'avoir à bord un médecin sanitaire[57]. Ce médecin doit être français et pourvu du diplôme de docteur en médecine : il prend le titre de « médecin sanitaire maritime ».

Le recrutement des médecins se fait sur examen, à partir d'une sélection de candidats figurant sur un tableau dressé par le ministre de l'Intérieur. L'examen comporte une épreuve

---

[53] Dans la Marine française, le règlement de 1669 considère comme « vaisseau de premier rang » tout navire de plus de 1 400 tonneaux armés d'au moins 80 canons. Depuis 1689, y sont également classés les vaisseaux de plus de 2 000 tonneaux et portant plus de 100 canons

[54] Capdeville (Pierre), *La médecine navale, son historique, ses écoles, quelques grands artisans de sa renommée,* Thèse de médecine, Bordeaux, Université de Bordeaux II, 1982

[55] De Ladebat (Philippe), *Les chirurgiens navigants sur les navires du roi dans les batailles navales du XVIIIe siècle*

[56] Décret du 4 janvier 1896, *Règlement de police sanitaire maritime*, Titre III, articles 15-18. Voir annexe

[57] Décret du 4 janvier 1896, *Règlement de police sanitaire maritime*, article 15

écrite[58], une autre orale[59], et une troisième pratique[60]. Il porte sur l'épidémiologie, la prophylaxie et la règlementation sanitaire et leurs applications pratiques. S'il est reçu, le candidat reçoit un certificat d'aptitude aux fonctions de médecin sanitaire maritime, précieux sésame lui permettant d'embarquer sur un navire pour y exercer son art.

Les règlements modernes internationaux

Au début du XXe siècle, l'activité du médecin de marine est désormais très réglementée (voir annexe), probablement du fait que la navigation reste le principal mode de transport dans la plupart des pays, même ceux qui n'ont pas un accès direct à la mer. On se rend compte également, vers la fin du XIXe siècle, que la navigation à vapeur accélère la propagation des épidémies de choléra dans le bassin méditerranéen. De fait, la généralisation de l'usage des steamboats[61] ouvre à *vibrio cholerae*[62] la voie maritime.

Face à la menace, les empires européens organisent une série de grandes conférences sanitaires internationales, la première ayant lieu à paris en 1851. Depuis cet évènement historique, quatorze conférences sanitaires internationales ont été organisées entre 1851 et 1938, avec pour objectif principal l'harmonisation de la stratégie de quarantaines aux frontières, la création de bureaux de contrôle sanitaire tout le long de la Méditerranée, mais également la mise en place d'une règlementation internationale plus stricte de la médecine navale.

C'est dans ce cadre que, en 1866, une commission d'enquête organisée par les Ottomans démontre que pas moins de treize

---

[58] Composition sur la pathologie des maladies infectieuses et contagieuses, et en particulier les maladies pestilentielles exotiques, les maladies épidémiques et endémiques

[59] Questions sur la pathologie des maladies infectieuses et contagieuses et sur la législation sanitaire

[60] Expérience de bactériologie, désinfection, stérilisation, maniement d'appareils habituellement embarqués à bord des navires

[61] Bateaux à vapeur

[62] Bacille du choléra, isolé pour la première fois par l'anatomiste italien Filippo Pacini en 1854, puis « redécouvert » par l'allemand Robert Koch en 1883

épidémies de choléra avaient touché la Mecque entre 1831 et 1865[63]. En 1865 précisément, une terrible épidémie de choléra gagne l'Europe, accompagnant le retour massif de pèlerins de la Mecque, et fait plus de 200 000 victimes.

Un vent de panique souffle alors sur l'Europe, le pèlerinage à la Mecque est pointé du doigt, et le *hajji*[64] est diabolisé, accusé de ramener le terrible virus de la lointaine Asie jusqu'au cœur de l'Europe[65]. Un nouveau rôle est alors attribué au médecin naval, celui de contribuer activement à freiner l'expansion des épidémies. Ce rôle est officialisé et renforcé par la nouvelle règlementation maritime internationale.

C'est ainsi que l'article 18 du Règlement élaboré en conformité des délibérations de la Conférence de Paris de 1903, adopté « ad referendum » par le Conseil Sanitaire, Maritime et Quarantenaire d'Égypte, énonce[66] : « Chaque navire embarquant des pèlerins doit avoir à bord un médecin régulièrement diplômé et commissionné par le Gouvernement du pays auquel le navire appartient ou par le Gouvernement du port où le navire prend des pèlerins[67]. Un second médecin doit être embarqué dès que le nombre des pèlerins portés par le navire dépasse mille ».

L'article 34 du même règlement précise plus loin les tâches du médecin de bord : « Le médecin visite les pèlerins, soigne

---

[63] Laurence (H.), « Sécurité et problèmes sanitaires à la Mecque : le cas des pèlerins indonésiens », in *Archipel 56*, Paris, 1998, p. 328

[64] Pèlerin à la Mecque

[65] Bouhdiba (S.), « La protection des cités méditerranéennes contre le choléra au XIXe siècle », in *The Mediterranean cities between myth and reality*, Nerbini international, 2014 ; voir également, du même auteur, « L'Empire Ottoman face au choléra au Maghreb au XIXe siècle », in *Actes du colloque The Maghreb and the Western Mediterranean in the Ottoman era*, Research Centre for Islamic History, Art and culture (IRCICA), 2013, « Le pèlerinage à la Mecque, une menace épidémique ? Hajj et choléra au XIXe siècle », in *Actes du congrès international Politiques du pèlerinage du XVIIe siècle à nos jours*, Presses Universitaires de Rennes, 2014, « Transnational Practices and Sanitary Risks in the Red Sea Region: The Case of the Pilgrimage to Mecca", Society for Arabian Studies Monographs No.8, Series editors D. Kennet & St J. Simpson, BAR International Series, Archaeopress, 2009

[66] Conseil Sanitaire, Maritime et Quarantenaire d'Égypte, *Règlement élaboré en conformité des délibérations de la conférence de Paris de 1903*, séance du 6 septembre 1904

[67] Son nom doit être mentionné sur la patente de santé du navire

les malades et veille à ce que, à bord, les règles de l'hygiène soient observées. Il doit notamment :

1. S'assurer que les vivres distribués aux pèlerins sont de bonne qualité, que leur quantité est conforme aux engagements pris, qu'ils sont convenablement préparés ;

2. S'assurer que les prescriptions du premier paragraphe de l'article 33 relatives à la distribution de l'eau sont observées;

3. S'il y a doute sur la qualité de l'eau potable, rappeler par écrit au capitaine des prescriptions du second paragraphe de l'art. 33 ;

4. S'assurer que le navire est maintenu en état constant de propreté, et spécialement que les latrines sont nettoyées conformément aux prescriptions de l'article 28 ;

5. S'assurer que les logements des pèlerins sont maintenus salubres, et que, en cas de maladie transmissible, la désinfection est faite conformément aux articles 31 et 32 ;

6. Tenir un journal de tous les incidents sanitaires survenus au cours du voyage et présenter ce journal à l'autorité compétente du port d'arrivée ».

Notons ici que, en France, la tradition de tenir un tel journal de bord sanitaire est ancienne, et remonte à 1700, puisque les « chirurgiens-navigans » devaient noter leurs observations sur les malades traités au cours du voyage, ainsi que le traitement administré et les résultats.

Le document en question était remis en fin de campagne au chirurgien de l'Amirauté du port d'embarquement. Nous avons eu l'occasion de consulter quelques-uns de ces manuscrits. Même si certains sont quasiment illisibles, ils restent une source de documentation historique de premier plan.

L'article 35 du Règlement issu de la Conférence de Paris de 1903 précise également les tâches de l'infirmier de bord, véritable bras droit du médecin naval : « Les personnes chargées de soigner les malades atteints de peste ou de choléra peuvent seules pénétrer auprès d'eux et ne doivent avoir aucun contact avec les autres personnes embarquées ».

L'article 63 précise enfin : « Tout capitaine convaincu d'avoir ou d'avoir eu à bord plus de cent pèlerins sans la présence d'un médecin commissionné, conformément aux prescriptions de l'article 18, est passible d'une amende de 300 livres[68] turques ».

Les déviances

Bien sûr, les règlements concernant le médecin de marine n'étaient pas toujours respectés. En particulier, le capitaine, pour diverses raisons, faute de finances, faute de temps, ou simplement par principe, embarquait souvent sans médecin, lorsque le voyage ne lui semblait pas trop long pour être la source de problèmes sanitaires.

Conscient de prendre des risques, il lui restait toujours la possibilité d'embarquer un médecin dans un port d'escale, et notamment vers la fin du voyage, lorsque l'équipage commençait à manifester quelque signe de mauvaise santé.

L'historienne maritime néo-zélandaise Joan Druett écrit ainsi : « Unsurprisingly, many skippers defied convention by shipping a surgeon in some foreign port, especially toward the end of the voyage, when the crew was run down with hard living at sea and alcoholic sprees in port. Thus, in December 1854, a surgeon by the name of Tom Noddy signed onto the crewlist of the *Java* of New Bedford. The ship was in Honolulu, provisioning for the homeward passage, and Dr. Noddy, it seems, wanted to work his passage to the Atlantic. Perhaps he had failed to establish a practice in the islands, or may be he had been fired from his job on an English whaleship – which often happened. What ever his record, Captain John Lawrence was pleased to take him on...[69] ».

Parfois, lorsque le chirurgien de bord n'est plus présent, qu'il soit démissionnaire, licencié, voire mort au cours de ses fonctions, le capitaine n'a alors d'autre choix que de poursuivre sa navigation sans couverture médicale. Même s'il n'a pas les compétences requises, c'est le capitaine qui doit assumer la responsabilité des actes médicaux, voire chirurgicaux, car il est le seul maître à bord.

---

[68] La livre turque valait alors 22 fr.50

[69] Druett (Joan), *Rough medicine: surgeons at the age of sail*, New York, Routledge, 2000, pp. 46-47

Le marin Davis William Morris relate ainsi la manière dont le capitaine compense, avec succès, l'absence du chirurgien de bord, lorsque l'un des harponneurs de son baleinier est violemment pris dans les cordages : « From the knee downward the muscular flesh had been rasped away by the line, leaving the protruding bone enveloped in a tangled mat of tendons and bleeding arteries... But Captain Jim was not the man to allow any one to perish on slight provocation. He had his carving-knife, carpenter's saw, and a fish-hook.

The injury was so frightful, and the poor fellow's groans and cries so touching, that several of the crew fainted in their endeavors to aid the captain in the operation, and others sickened and turned away from the sight. Unaided, the captain then lashed his screaming patient on the carpenter's bench, amputated the leg, and dressed the hand as best he could. Then, running to the Sandwich Islands, he placed the sailor in the hospital, where he recovered, returning to the United States[70] ».

Joan Druett rapporte également le cas héroïque, au point d'en être douteux, d'un certain capitaine baleinier Coffin, gravement blessé alors même qu'il n'y a pas de chirurgien à bord : « Another stirring tale told is of Captain Coffin, who was hurt so badly in a whaling accident that it was obvious his leg would have to go. Being the master, the medic, and the patient at all once, he knew the situation was complicated, but he was more than equal to the task.

He sent for his pistol and a knife, saying to his mate, « Now, sir, you gotta lop off this here leg, and if you flinch-well, sir, you get shot in the head ». Then he sat as steady as a rock while the mate went at it with the knife, holding the pistol unwaveringly until the operation was completed. No sooner was the stump wrapped up and the leg cast overboard than both men fainted[71] ».

Ce cas, extrême et peu usuel il est vrai, montre que parmi les principales qualités requises chez un chirurgien naval, la maîtrise de soi figure en premier plan. Pour amputer dans un

---

[70] Davis (William Morris), *Nimrod of the sea, or the American whaleman*, New York, Harper and brothers, 1874, pp. 195-196

[71] Druett (Joan), *Rough medicine: surgeons at the age of sail*, New York, Routledge, 2000, p. 130

espace confiné, en toute urgence, en évitant l'infection - car le patient devait tout de même survivre – il fallait assurément avoir des nerfs d'acier.

Chapitre III
LA FORMATION

Dans l'antiquité, lorsque les premiers navires commencent à embarquer des *ἰατρός*, il n'était pas encore question de formation spécifique de médecin naval. Point de diplômes, quelques vagues connaissances, et surtout une expérience prouvée, suffisaient pour embarquer à bord d'un vaisseau.

Ce n'est que vers le milieu du Moyen Age que les recrutements commencent à s'organiser, sans pour autant qu'il existe véritablement une formation spécifique au métier de médecin de marine. Vers la fin du XIIIe siècle, pour prétendre à un poste de chirurgien à bord d'une galère de Venise, il fallait d'abord passer un concours de compétences, mais surtout démontrer une certaine expérience maritime[72]. Faut-il le rappeler, le chirurgien naval est avant tout un marin.

Les écoles de médecine navale ne vont véritablement commencer à se développer qu'au XVIIe siècle, dans les pays ayant une maîtrise des mers, et disposant d'une flotte puissante. Avec l'expérience, les grandes puissances maritimes se rendent ainsi compte que la navigation au long cours comporte son lot de maladies et de traumatismes, que nous aurons l'occasion d'examiner dans la dernière partie de cet ouvrage. Pour être efficace, le médecin naval doit donc désormais être formé en conséquence.

Les écoles de chirurgie navale

Au XVIIe siècle, les écoles de chirurgie créées dans les ports français ont formé plusieurs générations de médecins

---

[72] Ugo (Steffanutti), *Le tappe iniziale della sanita militare organizata e del socorso ai feriti di guerra nel Medioevo. Fatti e personaggi di storia della medicina*, Venise, Alfieri, 1959, p. 16

généralistes et de médecins navigants. Les médecins sont formés au bout de plusieurs années dans des facultés, ils consultent, discutent des théories et prescrivent des remèdes sans toucher aux malades. Ce sont les barbiers-chirurgiens qui plongent leurs mains dans le sang, les humeurs, les bubons, les plaies ouvertes, pour soigner le patient.

Au début du XVIIIe siècle, les opérations chirurgicales sont encore assimilées aux activités artisanales des barbiers : après s'être entrainé à raser et à couper les cheveux, l'apprenti chirurgien apprend sur le tas, sous le contrôle de son maître d'apprentissage et avec des outils rudimentaires, les gestes de « petite chirurgie » : saignée, réduction de fractures, extraction de corps étrangers, dentisterie, sutures, pansements de blessures, enlèvements d'yeux crevés, amputations, trépanations…

Les chirurgiens embarqués n'ont donc finalement que des connaissances superficielles en matière de physiologie et d'anatomie. De nombreux capitaines s'en accommodaient toutefois, certains mêmes allant jusqu'à préférer des jeunes aux compétences médicales médiocres, comme en atteste G. Mauran, maître ès arts et chirurgie : « De nombreux capitaines, s'ils embarquent un chirurgien, préfèrent un ignorant dans son art pourvu qu'il ait déjà navigué et qu'il puisse aider à la manœuvre, à celui qui est en état de traiter les malades et n'a point encore navigué…

Enfin, j'ai moi-même entendu dire souvent à divers capitaines qu'ils n'embarquaient un chirurgien que pour leur faire la barbe et au besoin une saignée. Il ne faut donc point s'étonner s'il meurt un grand nombre de malades tant par le manque de chirurgiens que par l'ignorance de ceux qui sont préférés[73] ».

Raisonnablement, les chirurgiens navals ne pouvaient guère faire face à des situations d'hémorragies, d'infections, de souffrances aigues, pas plus que les médecins ordinaires d'ailleurs. Rappelons simplement la modeste devise d'Ambroise Paré, premier chirurgien du roi Charles IX et

---

[73] Mauran (G.), *Essai sur les maladies qui attaquent le plus communément les gens de mer sur leur santé*, Marseille, J. Mossy, 1766

pionnier de la ligature des artères sur les champs de batailles terrestres : « Je le pansay, Dieu le guarist[74] ».

Dieu ne pouvant guérir tout le monde, les états-majors se plaignaient de la formation très insuffisante, car empirique, des chirurgiens embarqués, et surtout de la trop forte mortalité dans les flottes de guerre. En 1710 par exemple, l'intendant de la marine royale reçoit un rapport accablant, demandant que les jeunes chirurgiens s'instruisent « non seulement sur l'anatomie et les opérations de chirurgie, mais encore des connaissances sur les maladies internes et la composition des remèdes...[et qu'ils]...seront obligés de servir aussi comme médecins et comme apothicaires[75] ».

La formation insuffisante du médecin naval fera longtemps l'objet de vives critiques. Le chirurgien-publiciste André-Thérèse Chrestien critique ainsi vivement les compétences du chirurgien naval du XIXe siècle : « Or quelle garantie de capacité peut offrir à l'équipage ce jeune homme dont toute la science médicale ne va pas au-delà de quelques éléments de pathologie externe ? Embarqué sur tout autre bâtiment qu'un vaisseau ou une frégate, il peut du moins se livrer à l'étude. Mais il s'occupe peu de la science, en général ; il ne soupire qu'au concours qui devra le faire monter en grade[76] ».

Il est vrai que les chirurgiens de marine se retrouvaient sur le pont, dans des conditions fort difficiles, trempés, ballotés par le roulis, parfois sous le feu nourri de l'ennemi, et devaient opérer *in situ*, sans anesthésie ni asepsie. Les chances de survie des blessés étaient alors réduites, même s'ils se retrouvaient entre des mains expertes.

Pourtant, des écoles de médecine navale de renom existaient dès le début du XVIIIe siècle en Europe. C'est ainsi que, en

---

[74] Ambroise Paré avait cité cette expression célèbre dans un cahier de notes, après qu'il eut soigné le capitaine Le Rat, lors de la campagne de Piémont de 1537-1538. Pour plus de détail, voir Delacomptée (Jean-Michel), *Ambroise Paré, La main savante*, Paris, Gallimard, 2007, pp. 166-167

[75] De Ladebat (Philippe), *Les chirurgiens navigants sur les navires du roi dans les batailles navales du XVIIIe siècle*

[76] Chrestien (André-Thérèse), *Lettre à M. le rédacteur en chef du journal « L'opinion nationale », au sujet d'un article de M. Malespine sur la médecine navale*, Montpelier, Imprimerie typographique de Gras, 1862, p. 4

1712 le docteur Jean Cochon-Dupuy, premier médecin de l'hôpital du port de Rochefort, avait proposé de créer une école pour former des chirurgiens de la marine. Elle sera finalement fondée en 1722. Deux autres écoles de médecine et de pharmacie de la marine sont ensuite créées à Toulon et à Brest. Ces écoles ont survécu à la révolution de 1789 pour continuer ensuite de fournir à la France, tout au long du XIXe siècle, plusieurs contingents d'officiers de santé[77].

L'école de médecine navale de Rochefort

Pour intégrer l'école de médecine navale de Rochefort, il fallait être âgé d'au moins quinze ans, avoir une bonne vue et avoir les mains « saines » et « sans difformités », c'est-à-dire sans une incapacité physique[78] suffisamment grave, qui gênerait le travail manuel[79]. Il fallait aussi savoir lire, écrire et raser, et réussir un difficile examen d'entrée. Enfin, on exigeait des élèves qu'ils soient catholiques[80], et on n'acceptait pas les « licencieux, factieux, jureux, ivrognes ou sujets à d'autres vices scandaleux ». Les cours d'anatomie profitaient largement de la proximité du bagne, qui procurait régulièrement, mais dans la plus grande discrétion, des cadavres frais.

L'école de Rochefort, qui fonctionnait déjà selon le modèle des Centres hospitalo-universitaires (CHU) modernes, dispensait un enseignement à la fois théorique et pratique, ce qui en fera une institution prestigieuse tout au long du XVIIIe siècle[81], avec des promotions annuelles d'une

---

[77] Bouche (Denise), *Histoire de la colonisation française, Tome II*, Paris, Fayard, 1991, p.235

[78] Romieux (Y.), « Histoire de l'Ecole d'anatomie et de chirurgie navale de Rochefort (1722-1964) », in *Revue d'histoire de la pharmacie*, 89e année, n°332, 2001, p. 498

[79] Faut-il le rappeler, le mot « chirurgie » provient du grec *χειρ* (mains) et *εργον* (travail)

[80] Suite à la révocation de l'Édit de Nantes en 1685, les professions de médecins, sages-femmes, apothicaires et chirurgiens ont été interdites aux protestants

[81] Elle servira d'ailleurs de modèle à d'autres écoles de médecine navale, telles celles de Toulon en 1725, puis celle de Brest en 1731

cinquantaine de chirurgiens navigants, bien formés et prêts à une activité en mer.

A leur sortie de l'école, ces derniers étaient le plus souvent affectés sur des navires de guerre, dans des expéditions scientifiques lointaines, ou sur un bâtiment de la puissante Compagnie des Indes. Trois destins fort différents, qui correspondent à des vocations non moins différentes, et sur lesquelles nous reviendrons *infra*.

Les chirurgiens diplômés de l'école de Rochefort, spécialisés, devenaient des « chirurgiens entretenus », à la différence des chirurgiens « de levée », qui étaient des civils embarqués[82]. Ces derniers étaient particulièrement sollicités en temps de guerre, lorsque les effectifs devenaient insuffisants. En effet, les chirurgiens étaient souvent victimes des combats, ou emprisonnés en cas de défaite, et il fallait les remplacer au plus tôt.

Les étudiants devaient suspendre leurs études pour effectuer leur service, une sorte de stage professionnel, dans un hôpital colonial, ou à bord d'un navire[83]. À la place de son « Tour de France », le compagnon barbier-chirurgien, souvent d'extraction plus modeste que le médecin, avait la possibilité d'embarquer à bord d'un navire pour y poursuivre son apprentissage et avoir le droit d'exercer. Selon les destinées, le navire en question pouvait être un bâtiment de commerce, un navire de guerre, un bateau faisant partie d'une mission d'exploration scientifique, une galère, un négrier, un corsaire, voire même un flibustier ou un pirate.

Citons ici le cas, quelque peu exceptionnel il est vrai, du docteur Alexandre Olivier Exmelin. Fils d'un apothicaire protestant de Honfleur, il fait ses études en Hollande, devient apprenti-chirurgien, mais ne peut exercer en raison de l'ordonnance royale de 1666, qui interdit l'exercice de la chirurgie aux protestants. Il s'engage alors auprès de la prestigieuse Compagnie des Indes occidentales afin de parachever son apprentissage, ce qui lui vaut de débarquer sur

---

[82] De Ladebat (Philippe), *Les chirurgiens navigants sur les navires du roi dans les batailles navales du XVIIe siècle*

[83] Osborne (M.), « Médecine navale », in *Dictionnaire de la pensée médicale*, Presses Universitaires de France, 2004, p. 779

l'île de la Tortue le 7 juillet 1666. Il y rejoint le milieu des boucaniers, puis la flibuste, avant de se mettre pendant huit ans au service de pirates, en qualité de chirurgien de bord. Il aurait été chirurgien du célèbre boucanier-flibustier-pirate-corsaire Henry Morgan.

Dans les années 1890, la marine française réduit l'école médicale navale de Rochefort, mais également celles de Brest et Toulon, en simples écoles préparatoires, afin de concentrer exclusivement la formation des médecins navals et coloniaux à l'Ecole Principale de Bordeaux[84]. Par ailleurs, la période de formation pratique en mer est réduite, et une école d'application postdoctorale est créée à Toulon.

Les autres puissances maritimes, interpelées par les conditions de la navigation, et par l'excessive mortalité à bord des navires, s'empressent de fonder à leur tour des écoles spécialisées dans l'enseignement de la médecine navale. Certains établissements, comme l'école de chirurgie de l'*Hospital de Todos os Santos*[85], vont également former de nombreuses générations de chirurgiens navals. Citons également le Collège Royal de Chirurgie de Cadix, fondé par le chirurgien Pedro Virgili (1699-1776) pour former les chirurgiens navals[86] nécessaires à l'expansion maritime du Royaume d'Espagne.

Nous ne saurions clore ce chapitre sur la formation des médecins navals sans évoquer les éphémères hôpitaux pour marins, qui joueront quelque rôle dans l'apprentissage pratique des médecins navals.

Les hôpitaux pour marins

Sur la terre ferme, les marins commencent à disposer d'établissements sanitaires qui leur sont propres, à partir du XIVe siècle. Leurs revendications sont soutenues par les guildes

---

[84] Osborne (M.), « Médecine navale », in *Dictionnaire de la pensée médicale*, Presses Universitaires de France, 2004, p. 781

[85] Construit entre 1492 et 1504, il est entièrement détruit par le terrible tremblement de terre de Lisbonne de 1755

[86] Osborne (M.), « Médecine navale », in *Dictionnaire de la pensée médicale*, Presses Universitaires de France, 2004, pp. 779-780

de marins, qui sont riches et puissantes, et parviennent à faire entendre haut et fort la voix de leurs adhérents. En 1365 par exemple, la *Company of Merchant Adventurers of London*[87] de York fonde l'Hôpital de la Trinité. En 1505, une guilde de marins y fait construire une chapelle et des logements pour les marins indigents. Au-delà de simples hôpitaux au sens où nous l'entendons aujourd'hui, ces établissements servaient parfois de mouroirs, sortes de maisons de retraite pour les marins en fin de vie.

C'est dans cet esprit que, en 1398, la République de Venise construit un hôpital pour les marins âgés et démunis, avec le soutien financier du chirurgien naval Gualtérius. Cela constitue, aux yeux de Michael Osborne, « un des premiers actes de reconnaissance des besoins médicaux propres aux marins[88] ».

En 1704, le *Greenwich Palace*, un asile destiné aux marins âgés et invalides, est inauguré en grandes pompes à Londres. En 1754, le *Royal Hospital Haslar* est construit à proximité du port de Gosport, dans le Hampshire. Le médecin naval James Lind y trouvera un terrain expérimental idéal pour ses découvertes sur le scorbut, maladie typique du marin du XVIIIe-XIXe siècles. En 1902, l'établissement deviendra le *Royal Naval Hospital Haslar*, avant de perdre sa vocation navale initiale, pour devenir un hôpital militaire classique dans les années 1940, au plus fort de la seconde guerre mondiale.

En France, vers la fin du XVIIe siècle, de nombreux ports sont dotés de leurs propres hôpitaux de marine. Ces établissements soignent les marins, mais également les travailleurs des arsenaux. S'ils étaient victimes d'un accident de travail prouvé, ces derniers pouvaient même bénéficier d'un demi-salaire tant qu'ils séjournaient à l'hôpital[89].

---

[87] Compagnie à charte apparue dans l'Angleterre du XIVe siècle, réunissant des *Merchant Adventurers*, marchands franchissant les mers pour leur négoce, le terme « *aventurier* » soulignant les risques de leur activité. La compagnie préfigure de prestigieuses institutions, telle la Compagnie britannique des Indes orientales

[88] Osborne (M.), « Médecine navale », in *Dictionnaire de la pensée médicale,* Presses Universitaires de France, 2004, p. 777

[89] Osborne (M.), « Médecine navale », in *Dictionnaire de la pensée médicale,* Presses Universitaires de France, 2004, p. 779

Les hôpitaux pour marins avaient pour vocation première de soigner les marins, et notamment ceux qui, devenus trop vieux, ont fini par regagner la terre ferme, minés par les maladies, les rhumatismes, et les divers traumatismes subis au cours des navigations. Ces établissements ont également permis, indirectement, d'améliorer les connaissances des médecins navals qui y ont séjourné pour y effectuer des stages.

Par ailleurs, les forçats et les prisonniers étaient également traités dans ces hôpitaux, et notamment pour des cas de traumatismes. Lorsqu'ils succombaient à leurs blessures, leurs dépouilles servaient alors aux dissections des cours pratiques de chirurgie et d'anatomie. Nous l'avions mentionné *supra*, les écoles de chirurgie de Rochefort, Toulon et plus tard de Brest, feront un ample usage des corps de ces malheureux passés de vie à trépas, dans l'indifférence générale.

Chapitre IV
LA VOCATION

Certes, les médecins navals effectuaient tous le même métier. Mais, comme le disait si bien Stendhal, « La vocation, c'est avoir pour métier sa passion ». Or, tous les médecins n'embarquaient pas par passion de la mer.

Les vocations

En France, les premières mentions de chirurgiens embarqués datent de 1540, mais seulement sur des galères du Roi. Ils étaient d'ailleurs des fonctionnaires, sélectionnés et nommés à la suite d'un concours. Les chirurgiens embarqués sur des navires de la marine marchande étaient, quant à eux, recrutés sans titres - de simples chirurgiens barbiers suffisaient - et d'une manière ponctuelle.

C'est ensuite vers le milieu du XVIIe siècle que les chirurgiens sont embarqués pour effectuer de longues traversées, transatlantiques notamment. Dans la Marine Royale, on distingue alors les chirurgiens embarqués sur des vaisseaux et ceux affectés aux hôpitaux de la Marine dans les ports, les uns et les autres étant dits « entretenus », parfois « entretenus extraordinairement », titre pompeux signifiant qu'ils sont directement rémunérés par le roi.

On voit déjà ici se dessiner deux vocations totalement différentes : d'une part, les fonctionnaires, en quête d'une carrière stable et d'une profession prestigieuse, voire la possibilité d'effectuer une découverte scientifique ; et de l'autre les aventuriers, à la recherche de sensations et de traversées risquées, avec à la clé des gains rapides.

Au XVIIIe siècle, le service de la marine devient progressivement une véritable tradition familiale en Europe. Le métier de chirurgien naval n'échappe pas à cette règle, les fils - souvent seulement l'aîné - prenant systématiquement la suite du père. Même si certains auteurs, historiens de la marine notamment, y voient la consécration d'un certain népotisme, nous pensons que la transmission des fonctions de médecin naval de père en fils ne pouvait que renforcer les compétences, au fil des générations.

Nous partageons ainsi l'avis de l'historien français Jean-Luc Suberchicot, qui écrit : « Pour les chirurgiens entretenus, le service de la marine devient dans la seconde moitié du XVIIIe siècle une véritable tradition familiale encouragée par les mentalités comme par les textes règlementaires. A en juger d'après les carrières et les appréciations flatteuses de bon nombre de rejetons d'officiers de santé, cette pratique fut loin de donner de mauvais résultats.

Beaucoup de chirurgiens de la deuxième ou de la troisième génération surpassent souvent leurs aînés, étant mieux formés qu'eux et bénéficiant de plus de possibilités de carrière ; il est certain que l'expérience paternelle, jointe à une meilleure éducation générale et à une formation professionnelle plus élaborée ont fréquemment produit d'excellents sujets[90] ».

Beaucoup de jeunes chirurgiens délaissent les postes classiques sur la terre ferme, et préfèrent être affectés sur des navires, pour voyager gratuitement, vivre des aventures, tandis que ceux en fin de carrière finissent par chercher des postes à terre. Le médecin de marine André-Thérèse Chrestien avoue ainsi : « Il est vrai que j'acceptai cette position, de 1829 à 1834 ; mais ce n'était que temporairement, pour voyager aux frais de l'État, à titre d'auxiliaire[91] ».

La quête d'une vie aventureuse dépasse parfois l'entendement, certains médecins acceptant de travailler et vivre dans des conditions extrêmes. Le cas du chirurgien américain

---

[90] Suberchicot (Jean Luc), *Le corps des officiers de santé de la marine sous l'ancien régime*, in Buchet Christian, *L'homme, la santé et la mer. Actes du colloque international tenu à l'Institut Catholique de Paris les 5 et 6 décembre*, Champion, Paris, 1997, p. 326

[91] Chrestien (André-Thérèse), *Lettre à M. le rédacteur en chef du journal « L'opinion nationale », au sujet d'un article de M. Malespine sur la médecine navale*, Montpelier, Imprimerie typographique de Gras, 1862, p. 7

John King, rapporté par l'historienne néo-zélandaise Joan Druett, est étonnant à plus d'un titre : « It was quite unheard-of for a surgeon to be shipped for the entire voyage of an American whaler. Still more amazingly, John King had signed as a seaman, to serve « before the mast[92] ».

Why he had made this very strange decision is unknown, but the fact remains that he was prepared to live in the damp, noisome forecastle with the other common sailors, bunking in a narrow wooden berth with two dozen companions snoring and cursing around him, eating plain, greasy food that had ben sent down in a common bucket, urinating into a barrel, and easing his bowels over the bow of the ship[93] ».

Ce chirurgien qui s'engage à bord d'un baleinier, comme simple matelot, cherchait probablement à se faire oublier, voire à fuir la justice de son pays. Autrefois, il n'était pas rare que des gens de bien, impliqués parfois malgré eux dans des affaires louches, calomnies, dettes de jeu, duels, homicides involontaires, se retrouvent contraints à devoir se réfugier quelques mois, voire quelques années, qui dans un navire au long cours, qui dans une armée en campagne dans de lointaines colonies.

De ce point de vue, les navires aux lointaines destinations exotiques d'autrefois, pouvaient être assimilés à la Légion étrangère d'aujourd'hui, cachant pêle-mêle en son sein hommes de bien et gens de sac et de corde aux yeux de la bonne société, le temps de les faire oublier, voire de les remettre sur la bonne voie.

Le cas de John King était d'ailleurs loin d'être unique dans l'histoire de la médecine navale, comme le précise Joan Druett : « And, what's more, he was not even the first American physician to make this extraordinary choice. Just two years previously, a name-less doctor shipped as a seaman on the whaler *Lucy Ann* of Wilmington, Delaware, his presence documented only when one of the men was dragged out of a

---

92 « Dans le gaillard avant », entendre en partageant les conditions de vie des simples matelots

93 Druett (Joan), *Rough medicine: surgeons at the age of sail*, New York, Routledge, 2000, p. 48

whaleboat by a pugnacious whale[94] ». De fait, la discrétion complice du capitaine atteignait ses limites lorsqu'un incident grave survenait, car il fallait alors mentionner le nom de la victime et du chirurgien de bord sur le journal de bord. Cela pouvait ouvrir droit à une enquête, avec à la clé d'éventuelles poursuites judiciaires.

Parfois, des chirurgiens sont affectés par leur hiérarchie, à titre de punition, sur des navires-prisons, comme ce fut le cas du docteur Antoine Moulinneuf, transféré pour avoir outrepassé sa condition de simple chirurgien : « Maître Moulinneuf est rétabli sur la galère *La Vieille Réale* (1696). Il estime que c'est là un pis-aller. La *Vieille Réale* en effet, remplacée par une *Réale* nouvelle, ne navigue plus. Elle sert, dans le port, de dépôt pour les chiourmes. Le service y est pénible - puisqu'on laisse là tous les forçats infirmes ou malades - sans être relevé par les agréments des campagnes.

Cette première année cependant, il réussit à s'en faire détacher pour embarquer pendant une courte campagne (6 septembre-9 novembre) sur l'*Héroïne* de Barras de la Penne, probablement pour remplacer un confrère malade[95]. Mais en novembre il rejoint sa vieille coque. De plus, s'il a été réintégré, c'est, dirions-nous aujourd'hui, à l'« échelon inférieur ». Il s'efforce d'améliorer sa solde en exploitant son remède[96], cependant qu'il fait agir ses amis de Paris pour être mis sur une autre galère[97] ».

Les études de médecine civile étant plus longues et plus coûteuses, il arrive aussi parfois que les jeunes hommes soient envoyés par leurs parents, pas assez fortunés, faire leurs études dans des écoles navales. Ce fut le cas, par exemple, du chirurgien de marine français Jean René Constant Quoy,

---

[94] Druett (Joan), *Rough medicine: surgeons at the age of sail*, New York, Routledge, 2000, p. 48

[95] Certificat de Barras de la Penne, capitaine de galère, commandant l'*Héroïne*, Marseille, 6 novembre 1696

[96] Antoine Moulinneuf avait mis au point un médicament, semble-t-il efficace contre les œdèmes, et qu'il tentera de commercialiser avec plus ou de moins de bonheur. Nous y reviendrons

[97] Mordacq (R.), « Maître Antoine Moulinneuf, chirurgien des galères du roi », in *Revue d'histoire économique et sociale*, volume XLVII, 1969, n° 2, p. 255

d'origine fort modeste, et qui avait été admis à l'école de médecine navale de Rochefort en novembre 1806.

L'attrait des jeunes peu fortunés pourrait également s'expliquer par la rémunération liée au métier. Voyons cela de plus près.

La rémunération

Quelques éléments épars permettent de noter que les chirurgiens navals étaient plutôt bien rémunérés. Prenons le cas des galères des républiques italiennes : le 28 mars 1300, un décret accorde « par privilège et prise en compte à Maître Gualtieri à titre de salaire la somme de quarante grosses pièces d'or, en considération de ce qu'il a soigné beaucoup de blessés, et dans les galères de Venise et ailleurs, pour lesquels il n'a rien reçu[98] ». Plutôt qu'un salaire, il s'agirait ici d'une reconnaissance pour un travail bien accompli, une sorte de prime. Autre exemple, un contrat daté de 1337 fixe à 10 florins, somme appréciable, les gages du chirurgien de la galère amirale de Gênes.

Avant la règlementation du coffre de mer (voir *infra*), le médecin disposait à bord du matériel nécessaire pour effectuer correctement sa tâche, et n'avait pas à puiser sur ses honoraires pour acheter les médicaments ou les pansements. Les comptes du Clos des Galées de Rouen[99] par exemple, font état d'un mandement adressé par l'amiral au vicomte de Rouen, pour l'acquisition de « un mortier, un peiteil[100], 500 does pour appareiller les plaies des blessures et 25 livres de chandelle[101] ».

Parfois, le chirurgien de bord était rémunéré au pourcentage, même s'il ne participait pas directement au bénéfice réalisé

---

[98] Guillermand (Jean), *Histoire de la médecine aux armées*, tome I, Paris, Lavauzelle, 1984, p. 277

[99] Désignation, au Moyen Age, du chantier naval et de l'arsenal de Rouen. « Galée », qui donnera « galère », désignait un petit navire de guerre léger, typique du Moyen Age

[100] Pilon

[101] Martin-Chazelas (Anne), *Documents relatifs au Clos des galées de Rouen, Collection des documents inédits sur l'histoire de France*, texte XXXVII, paragraphe 3

durant le voyage. Le médecin français Pierre-Valery Radot écrit ainsi à propos de Jacques Treuillé, chirurgien embarqué à bord du baleinier *Le Nantais* en février 1819 : « Le total de la vente atteindra 167 980 francs, laissant un bénéfice net de 129 494 francs. Le chirurgien qui voyage au 1/100e [102] touchera donc pour sa part 1 294,94 francs - un peu plus que les harponneurs qui sont au 1/130e, mais un peu moins que le charpentier qui a droit au 1/95e [103]...

Et pourtant à peine débarqué, le chirurgien cherche un nouvel embarquement à des conditions plus avantageuses. Il le trouve au 1/60e. Sur le *Leande* sous le commandement du fameux capitaine Thebaud - dit Thebaud la baleine - dont le souvenir est resté longtemps légendaire à Nantes chez les hommes rudes qui chassaient le plus gros gibier du monde à la façon dont, au fond de la préhistoire, leurs ancêtres attaquaient les premiers animaux de la création[104] ».

Certains barbiers chirurgiens se contentaient même d'un lot de poissons en échange de leurs services à bord. En le revendant à la fin de la campagne, cela pouvait générer un certain revenu, mais on peut avancer l'hypothèse que le barbier se faisait payer, de surcroît, pour ses actes à bord.

Sur les navires négriers, des compensations en nature étaient souvent attribuées au chirurgien, afin de l'encourager à accepter un travail parfois considéré comme « peu humanitaire[105] », et notamment durant les années de clandestinité de la traite, de la fin du XVIIIe au milieu du XIXe siècle. C'était surtout un moyen d'intéresser le médecin, qui était directement responsable de la mortalité des captifs. Ces compensations variaient avec les compagnies qui finançaient les expéditions, les plus

---

[102] Inscrite sur son contrat, cette clause stipule que le médecin bénéficiera de 1% des revenus générés par la campagne

[103] Héritage de l'antiquité gréco-romaine, le médecin naval est assimilé au charpentier, les deux étant considérés comme des manuels « réparateurs »

[104] Radot (Pierre-Valery), *Sous la restauration. Journal de bord d'un chirurgien sur un navire baleinier*, France, Société Française d'Histoire de la Médecine, 1967, p. 26

[105] Il fallait convaincre les médecins, censés humanistes, à contribuer d'une manière active à la servitude des êtres humains

prospères se montrant généralement plus généreuses, afin de recruter - et conserver, surtout - les meilleurs éléments[106].

La *South Sea Company*[107], par exemple, liait directement les privilèges en nature à la survie des captifs : le capitaine bénéficiait ainsi de quatre esclaves privilèges pour chaque lot de 100 captifs débarqués vivants, les lieutenants et le chirurgien étant également récompensés : le premier lieutenant avait droit à un esclave, tandis que le second lieutenant et le chirurgien devaient se partager un captif[108]. Jusqu'aux dernières années de la traite atlantique, les chirurgiens embarqués à bord des navires négriers britanniques bénéficiaient également de primes s'ils parvenaient à maintenir de faibles niveaux de mortalité au sein des captifs[109].

Joan Druett nous donne quelques chiffres pour la traite antillaise du XVIIIe siècle : « Sur les négriers, la solde est attractive. Elle est plus élevée que sur les autres embarquements marchands : en moyenne 50 livres par mois contre 35 sur les autres navires avant 1744, 70 à 90 livres à la fin du siècle[110]. A ceci s'ajoute une gratification de 10 livres par tête d'esclave

---

[106] Bouhdiba (Sofiane), *Gorée, porte sans retour. La mortalité des captifs à bord des navires négriers*, Paris, L'Harmattan, 2014

[107] Compagnie semi-publique britannique créée en 1711

[108] Hugh (Thomas), *The slave trade. The history of slave trade: 1440-1870*, New York, Touchstone, 1997, p. 307

[109] Mac Daniel (Antonio), *Swing low, sweet chariot. The mortality of colonizing Liberia in the nineteenth century*, Chicago, University of Chicago Press, 1995, p. 124

[110] L'augmentation des salaires des chirurgiens navigants sur les négriers s'explique par le durcissement des règlements à l'encontre de la traite des esclaves depuis la fin du XVIIIe siècle. Rappelons quelques dates clés : 1791 voit le début de la Révolution haïtienne avec la révolte des esclaves près du Cap, dans la colonie française de Saint-Domingue, qui aboutit en 1804 à la création de la Nation indépendante d'Haïti ; en 1794 la Convention Nationale affranchit tous les esclaves dans les colonies françaises ; le 22 mars 1794, le Congrès des Etats-Unis vote une loi interdisant la construction, l'armement, l'équipement, le chargement ou l'envoi de navires destinés à la traite négrière ; le 10 mai 1800, les Etats-Unis décident d'appliquer des sanctions rigoureuses à l'encontre des citoyens américains engagés volontaires - les médecins notamment - sur des négriers entre deux pays étrangers ; en 1807 le Parlement britannique interdit la traite négrière transatlantique, et les Etats-Unis adoptent une législation interdisant la traite négrière, dont l'entrée en vigueur date de 1808 ; etc…

arrivé vivant aux Antilles, pour inciter le praticien à bien s'occuper de la cargaison.

Souvent le chirurgien a le droit de prélever un ou deux noirs sur la cargaison et de les vendre pour son compte. Le second chirurgien a des revenus plus modestes : 35 à 45 livres par mois, 40 sols par tête, et très rarement un négrillon pour son compte. Au total le chirurgien major rentre en France avec un capital conséquent pouvant atteindre le 1/3 de la somme touchée par le capitaine. Malgré cela il y a toujours des difficultés de recrutement[111] ».

Les médecins qui acceptent de travailler à bord de navires négriers commencent généralement jeunes, vers l'âge de 30 ans, et naviguent peu. S'ils participent à une ou deux campagnes réussies, et y survivent, leurs revenus leur permettront en effet de s'installer à leur propre compte, à terre.

La Compagnie anglaise des Indes orientales, créée le 31 décembre 1600 par une charte royale[112] de la reine Elisabeth Ire, commencera tardivement à recruter des chirurgiens. Peu nombreux, et pour un travail non moins ingrat et dangereux, ils étaient payés le double des chirurgiens de la Royal Navy[113].

Ils étaient également bien logés, comme en atteste ce contrat d'un chirurgien en chef de la Compagnie, John Woodall[114] : « The Said Chiurgion and the Deputy shall have a place of lodging in the Yard, where one of them shall give Attendance every working day from morning until night, to cure any person or persons who may be hurt in the service of this Company and the like in all their Ships, riding at Anchor at Deptford and Blackwell, and at Erith, where he shall also keepe a Deputy with his chest furnished, to remaine there continually until all the said ships have sayled and appointing fit and able Surgeons

---

[111] Druett (Joan), *Rough medicine: surgeons at the age of sail*, New York, Routledge, 2000, pp. 38-39

[112] Elle lui confère pour 20 ans le monopole du commerce dans l'océan Indien, activité qui se révèlera très lucrative

[113] Osborne (M.), « Médecine navale », in *Dictionnaire de la pensée médicale*, Presses Universitaires de France, 2004, p. 779

[114] John Woodall (1570-1643) a écrit *The Surgeon's Mate*, qui fut le livre de chevet de plusieurs générations de chirurgiens britanniques, avec notamment un très intéressant chapitre sur le scorbut

and Surgeon's Mates for their ships and services, as also the fitting and furnishing of their Chests with medicines and other appurtenances thereto ».

La plupart des textes réglementant la marine du XVIIe siècle insistent sur le fait que le médecin navigant ne peut percevoir un revenu autre que celui versé par l'armateur, et en particulier sur le fait qu'il ne doit en aucun cas faire payer ses patients pour les soins qu'il leur prodigue à bord, ni pour les médicaments et pansements délivrés.

L'ordonnance de Richelieu du 15 novembre 1634[115] énonce ainsi : « Avant de quitter le port, le chirurgien doit faire garnir son coffre de scies et de crochets, d'onguents, d'huiles de lis, de rose et de camomille, de thériaque, de rhubarbe, de séné, de poudres céphaliques, myrrhe, encens, mastic et limon. Pendant le combat, il doit tenir ses fers au feu, ses emplâtres et ligatures rangés auprès de lui. Il lui est également prescrit de ne pas rançonner ses malades[116] ».

Le Traité de la marine de De Lorme précise également que « Le soin du chirurgien est de remplir une caisse de tous les onguens dont il peut se servir en traitant ceux de l'équipage qui tombent malades ou qui ont été blessés sans pouvoir néanmoins leur en demander d'y prétendre quoi que ce soit attendu qu'il est payé pour ce faire[117] ».

L'Ordonnance royale de 1681, dite aussi Ordonnance de Colbert, énonce en son article VIII : « Faisons défense aux chirurgiens de rien exiger ni recevoir des mariniers et soldats malades ou blessés au service du navire à peine de restitution et d'amende arbitraire[118] ».

Cet intérêt du législateur pour la question de la rémunération vient certainement en réponse à un comportement « prédateur » du médecin navigant, qui devait demander des honoraires aux marins, en sus de son salaire.

[115] A cette date, Richelieu était encore premier ministre de la marine de Louis XIII

[116] Richelieu, *Ordonnance du 15 novembre 1634*

[117] De Lorme, *Traité de la marine*, 1689

[118] *Ordonnance royale de 1681*, Titre VI, Livre II, article VIII, 1681

Les à-côtés

Mal rémunéré, le chirurgien naval arrondissait ses fins de mois en s'adonnant à quelque commerce, et notamment si son navire accostait dans de lointaines destinations exotiques, où des produits rares étaient disponibles à bas prix. Au XVIIIe, les matelots avaient coutume de faire le commerce de Pacotille[119], et le chirurgien ne s'en privait guère, même s'il fallait emprunter de l'argent pour réaliser ce commerce.

Un acte enregistré à Marseille le 31 mai 1738 énonce ainsi : « Nous soussignés, Jean Raphael de Belly, chirurgien sur le vaisseau Saint Pierre, commandé par le capitaine Jean François David, confessons avoir reçu de Mr. Mathieu Massin, maître cordonnier de la ville de Marseille, la somme de deux cent trente-deux livres en marchandises, pour le prochain voyage que nous allons faire, Dieu aidant, aux îles françaises de l'Amérique et de retour en cette ville, en bon sauvement[120], nous promettons de payer au sieur Massin, un mois après notre arrivée la somme de deux cent trente-deux livres avec son change maritime à raison de vingt et un pour cent . Le dit sieur Massin court le risque, péril et fortune de mer de la dite ci-dessus[121]».

L'apothicaire navigant Jean Lafiton a effectué cinq voyages aux îles de la Martinique et de la Guadeloupe, en qualité de chirurgien navigant[122], entre le 12 décembre 1703 et le 20 décembre 1708. Il percevait un salaire de 1275 livres, et bénéficiait de surcroît de parts de prise de navires ennemis, ainsi que d'un « port-permis d'une certaine quantité de pacotilles pour en faire un commerce personnel (indigo,

---

[119] Ballot de marchandise que chaque marin avait le droit de porter sur lui sans en payer le fret à l'armateur, et qu'il pouvait revendre dans les ports

[120] Expression ancienne signifiant « arrivé à bon port, sans aucun accident »

[121] François (Georges), *Les chirurgiens navigants, Association des Amis du Patrimoine Médical de Marseille*

[122] Fait plutôt rare dans l'histoire de la médecine navale, certains apothicaires ont rempli la fonction de chirurgien navigant durant des expéditions au long cours

tabatières, colliers, soies, castors, éventails, bagues, etc.). Soit, au total, 6 475 livres[123] ».

Les à-côtés perçus sont conséquents, et lui permettent même d'acheter, dès 1704, la boutique de la veuve Lose-Baudry, dont le défunt mari était lui-même apothicaire[124]. Il s'associe avec son frère Louis-Noel, apothicaire également, et devient armateur à Nantes. Le cas de Lafiton est un exemple parmi d'autres de la réussite sociale associée au métier de la médecine navale, sans que le salaire soit particulièrement élevé.

Le prestige

Le métier de médecin naval était prestigieux, à plus d'un titre. La prestance de l'uniforme à elle seule drainait ces milliers de jeunes candidats. Dans ses mémoires, le médecin de marine Louis Marie Albert Clarac insiste ainsi sur l'attrait exercé par l'uniforme prestigieux de la profession : « Aide-médecin, un galon sur velours cramoisi, 150 francs d'appointements : c'était un rêve vraiment. Enfin, j'avais une carrière, je pouvais voler de mes propres ailes et je n'avais plus rien à demander à mes chers parents et à ceux de mes frères qui m'avaient grandement aidé. Ma satisfaction et ma joie furent naturellement très grandes quand j'endossai pour la première fois l'uniforme acheté bien entendu à crédit comme c'était l'usage dans les ports de mer[125] ».

Nous avions eu l'occasion de souligner dans un précédent ouvrage le rôle décisif que jouaient l'uniforme, la coiffe et le sabre d'apparat, sur l'enrôlement des jeunes médecins navals français, et en particulier chez les « Navalais », fraîchement issus de l'Ecole Principale du Service de Santé de la Marine de

---

[123] Adobati (M.), De Laguérenne (C.), Kerneïs (J-P.), « Jean Lafiton, apothicaire navigant du port de Nantes (1680-1740) », in *Revue d'histoire de la pharmacie*, 80e année, n°294, 1992, p. 254

[124] Adobati (M.), De Laguérenne (C.), Kerneïs (J.-P.), « Jean Lafiton, apothicaire navigant du port de Nantes (1680-1740) », in *Revue d'histoire de la pharmacie*, 80e année, n°294, 1992, p. 254

[125] Clarac (Albert Louis Marie), *Mémoires d'un médecin de la marine et des colonies-Albert Clarac* : 1854-1934, Vincennes, Service Historique de la Marine, 1994, p. 11

Bordeaux[126]. De fait, la littérature abonde en témoignages sur le prestige dont semblaient jouir les étudiants de médecine navale.

Le *Journal de Médecine de Bordeaux* du 20 septembre 1923 relate ainsi : « Les élèves de l'Ecole de Santé Navale[127] - les Marins ou encore les Navais ou Navalais, comme on les appelle - jettent une note particulière sur la foule des étudiants civils. Mais c'est principalement les jeudis après-midi et les dimanches et fêtes qu'en grande tenue, irréprochables, gants blancs, sélects, ils se promènent à travers la ville et surtout le cours de l'Intendance, notamment aux alentours du Théâtre Français.

L'air martial et décidé que souligne la casquette légèrement inclinée sur l'oreille ou en arrière, la démarche ferme, mais dépourvue de toute raideur ou guinderie, la tunique bleu sombre, le ceinturon brodé de couleur noire, d'où pend l'épée qui ne traîne jamais sur le pavé, le font reconnaître de loin et font battre le cœur de nos jolies Bordelaises. La politesse aimable, la discrétion souriante, le tact, les bonnes manières font partie de l'esprit girondin. Aussi ne faut-il pas s'étonner que des qualités, qui touchent toujours notre population, soient particulièrement appréciées par elle[128] ».

Pourtant, le prestige du médecin de marine n'est bien souvent qu'illusoire, lorsqu'on est en pleine mer, au milieu de la chiourme. Certains capitaines, et notamment sur les navires civils, font bien peu de cas du rang social du médecin. Nous avons même trouvé trace, dans quelques journaux de bord, d'une pratique curieuse et humiliante, consistant à punir le chirurgien de bord en lui affectant les tâches des patients qu'il n'a pas su guérir.

En juin 1835 par exemple, le capitaine Hill ordonne au chirurgien navigant de laver le pont en remplacement du

---

[126] Bouhdiba (Sofiane), *Médecin du bled. Sur les pas du médecin de colonie dans le Protectorat tunisien (1881-1956),* Paris, L'Harmattan, 2013, p. 45

[127] Les médecins issus de cette école pouvaient embrasser une carrière de médecine navale ou de médecine de colonie. Après avoir soutenu leur thèse, les « Navalais » devaient choisir, en fonction de leur classement de fin d'études, entre les filières « Marine », (généralement 20% des postes crées) et « Coloniale » (80% des postes)

[128] *Journal de Médecine de Bordeaux*, 20 septembre 1923

mousse Jacobs, qu'il n'avait pas su guérir d'une forte fièvre. Il consigne l'évènement dans son journal : « I've done these several days to wash decks in consequence of Jacobs [one of the apprentices] being laid up with the Fever[129] ». Il s'agissait de frotter le plancher avec du sable à quatre heures du matin, avant que l'équipage ne commence à s'agiter sur le pont, ce qui était « far beneath the dignity of the office », particulièrement dégradant pour un médecin naval.

Il faut reconnaître que la logique du capitaine est implacable : le chirurgien n'ayant pas réussi à guérir le malheureux marin, il fallait bien que quelqu'un remplace ce dernier. C'était également un moyen de pression pour obliger le chirurgien à maintenir l'équipage en bonne santé. On ne plaisante pas dans la marine, et la discipline y est de fer.

Un autre exemple, allant lui aussi clairement à l'encontre du mythe du prestige du médecin naval, nous est donné par le « physicien agriculteur[130] » français Henri Louis Duhamel du Monceau, qui dénonce des pratiques abusives à bord de certains navires de pêche : « Les chirurgiens qui s'embarquent sur les vaisseaux moruyers travaillent comme officiers mariniers à la préparation des morues[131] ». Il est vrai que le médecin embarqué étant souvent désœuvré, il fallait rentabiliser ses honoraires en le faisant participer aux activités du bord. Le médecin, qui touchait des primes en échange de ce travail supplémentaire, acceptait volontiers cette « dégradation ».

Enfin, Joan Druett cite le cas du chirurgien Tom Noddy, embarqué en décembre 1854 à bord du *Java* par le capitaine John Lawrence, alors même qu'il faisait escale à Honolulu : « Tom Noddy spent more time medicating Lawrence's dogs - a pair of Russian hounds brought from the Okhotsk Sea that were subjects to fits of madness that cleared the decks like a hail of

---

[129] Druett (Joan), *Rough medicine: surgeons at the age of sail*, New York, Routledge, 2000, p. 184

[130] Terme employé au XVIIIe siècle, équivalent à agronome

[131] Duhamel du Monceau (Henri Louis), *Traité des pesches, et histoire des poissons qu'elles fournissent, tant pour la subsistance des hommes que pour plusieurs autres usages qui ont rapport aux arts et au commerce*, Paris, Saillant & Nyon, 1772

shot - than he did in treating the men[132] ». On peut comprendre qu'un médecin pratique son savoir sur des animaux, agissant finalement en tant que vétérinaire, on comprend moins qu'il s'abaisse à préparer des morues.

Telles situations, transmises de bouche à oreille et amplifiées dans les tavernes des ports, vont contribuer à fortement dégrader l'image du médecin naval. De fait, au XVIIe siècle, les chirurgiens navigants sont souvent méprisés par le grand public. Dans la littérature maritime des XVIIe et XVIIIe siècles, ils sont ainsi qualifiés de pédants, inefficaces, voire dangereux : « excréments d'Esculape[133] », « déchiqueteurs de corps humains », « hâte-la-mort[134] ».

L'historien français Jean-Michel Deveau rapporte l'image de médecin de Molière que l'opinion publique, méfiante, se faisait des chirurgiens navigants : « Les chirurgiens qui embarquaient sur les bâtiments marchands de La Rochelle, la plupart ne savent pas saigner et n'ont aucune connaissance des drogues dont ils doivent se servir[135] ».

Le médecin semblerait bénéficier de plus de respect de la part de la chiourme, située plus bas dans la hiérarchie du bord. Les hommes d'équipage, très peu instruits, voire pas du tout, sont peut-être plus impressionnés par le savoir, fût-il empirique, du chirurgien de bord. Par ailleurs, ce dernier leur apparaît souvent comme le dernier recours, avant même les saints guérisseurs.

D'une manière générale, une certaine bourgeoisie, plus ou moins intellectuelle, en contact avec les médecins de marine, composée notamment des armateurs, capitaines, écrivains de vaisseau, officiers supérieurs, contribue largement à construire une image peu reluisante du chirurgien navigant. Image qui n'est d'ailleurs pas sans fondement, car finalement la mortalité à bord des navires reste élevée jusqu'au milieu du XXe siècle.

---

[132] Druett (Joan), *Rough medicine: surgeons at the age of sail*, New York, Routledge, 2000, pp. 46-48

[133] Vissière (Jean-Louis), *La traite des noirs du Siècle des lumières : témoignages des négriers*, Paris, A. M. Métailié, 1982

[134] Vigroux (Jean Marc), *Le XVIIIe siècle, époque clé de la chirurgie*, Thèse de médecine, Toulouse, Université de Toulouse, 1985, p. 119

[135] Deveau (Jean-Michel), *La traite rochelaise*, Paris, Karthala, 1990

Instruit, porteur d'un savoir-faire encore incertain jusqu'à l'émergence de la médecine pastorienne, petit bourgeois sans être particulièrement riche, le médecin de marine constitue une sorte de trait d'union entre une chiourme ignare et une élite aux commandes du navire.

Par ailleurs, au-delà des apparences, depuis le Moyen Age, le médecin commence à être considéré, non plus comme un charlatan, mais bien comme quelqu'un qui porte une connaissance, un savoir. La longue querelle entre médecins, chirurgiens, apothicaires, épiciers, barbiers, merciers[136], tourne d'ailleurs autour du rapport au savoir et à la science, et finalement autour du prestige de la profession.

Le Moyen Age sera ainsi témoin d'une véritable lutte de pouvoir entre les corporations. En France par exemple, l'épicerie et l'apothicairerie se séparent, avant d'être réunies de nouveau par François II en 1506[137]. Les apothicaires entrent également en conflit avec les chirurgiens-barbiers, les merciers, les médecins. Médecins et apothicaires vont s'accuser mutuellement d'empiéter sur leurs propres attributions, tandis que les chirurgiens n'acceptent plus d'être déconsidérés par rapport aux médecins, de même que les barbiers perdent le prestige de leur fonction, étant progressivement exclus du monde médical.

Il faudra attendre la résolution adoptée par le Conseil des Cinq-Cents[138] à la fin de 1798, pour que médecine et chirurgie soient enfin réunies sous un même enseignement. L'article premier de la dernière résolution du Conseil stipule ainsi : « La médecine et la chirurgie sont réunies pour ne former qu'une seule et même profession, car elles ne forment qu'une seule et même science ». En dépit de résurgences épisodiques du particularisme de la médecine, arguant de sa supériorité par

[136] Sous l'Ancien Régime, marchands ambulants vendant toutes sortes de marchandises

[137] Pour plus de détail, voir Dousset (Jean-claude), *Histoire des médicaments des origines à nos jours*, Paris, Payot, 1985, pp. 100-101

[138] Une des deux assemblées législatives françaises du Directoire, la deuxième étant le Conseil des Anciens

rapport à la chirurgie, l'unicité de la médecine et de la chirurgie ne seront plus remises en causes en Europe[139].

Pourtant, et jusqu'au début du XIXe siècle, on pense encore que le chirurgien naval n'est qu'un sous-produit de la médecine : Malespine écrit ainsi : « Le personnel médical d'un vaisseau, où il n'y a pourtant que quatre chirurgiens pour cinq, six, sept, et même quelquefois huit cents hommes, pourrait être réduit de moitié, si l'on n'embarquait que des docteurs, c'est-à-dire de vrais médecins, car les chirurgiens de 3e et même de 2e classe ne peuvent pas être considérés comme tels[140] ».

Ce à quoi le chirurgien publiciste français André-Thérèse Chrestien répondra : « Or ces diverses assertions sont on ne peut plus erronées. En effet, quel que soit le mérite de deux chirurgiens, fussent-ils docteurs des trois Facultés de médecine de l'Empire, leur mérite ne pourra pis suppléer au nombre pour panser les malades qu'il peut y avoir sur un vaisseau de ligne, surtout en temps d'épidémie ou en temps de guerre. En second lieu, croire que les docteurs en médecine sont toujours de vrais médecins, n'est pas permis à ceux qui connaissent dans le monde un assez grand nombre de docteurs en médecine auxquels ils se garderaient bien de confier la direction de leur santé.

Depuis, en effet, que les sciences accessoires ont pris tant d'importance dans l'enseignement des Facultés de médecine, que celles-ci sont en quelque sorte des succursales des Facultés des sciences, le titre de docteur en médecine s'accorde journellement à des chimistes, à des physiciens ou à des naturalistes qui ne connaissent même pas la fièvre ; et, pendant que j'étais agrégé en exercice, j'ai refusé de signer le certificat d'aptitude pour le doctorat en médecine à un professeur de l'une des Facultés des sciences de France, qui n'en a pas moins obtenu son diplôme, grâce aux professeurs de chimie et de botanique avec lesquels j'avais l'honneur de faire partie du jury d'examen.

---

[139] Lemire (Michel), *Artistes et mortels*, Paris, Chabaud, 1990, p. 379

[140] Chrestien (André-Thérèse), *Lettre à M. le rédacteur en chef du journal « L'opinion nationale », au sujet d'un article de M. Malespine sur la médecine navale*, Montpellier, Imprimerie typographique de Gras, 1862, p. 5

En supposant, d'ailleurs, que tout docteur en médecine soit un vrai médecin, comme l'avance M. Malespine, croit-il qu'il serait possible de n'embarquer que des docteurs en médecine ? Que M. Malespine se détrompe, car l'on n'obtient généralement le doctorat en médecine qu'à vingt-trois ou vingt-quatre ans. Or celui qui aura subi honorablement tous ses examens et obtenu le doctorat en médecine, à vingt-trois ou vingt-quatre ans, se soumettra-t-il généralement aux fatigues de la navigation, à la discipline du bord, et tout cela pour n'être que chirurgien de 3e classe ?

Pour occuper ce poste subalterne, il faut être beaucoup plus jeune, et n'avoir pas de position scientifique. Celui qui aura le droit d'exercer la médecine, à vingt-trois ou vingt-quatre ans, urbi et orbi, consentira difficilement à s'enfouir dans un navire, à supporter les privations de l'homme de mer, et à être le subordonné d'un ou plusieurs chirurgiens, sans parler de tous ceux qui portent l'épaulette[141], sur le même bâtiment que lui[142] ».

[141] Les officiers supérieurs

[142] Chrestien (André-Thérèse), *Lettre à M. le rédacteur en chef du journal « L'opinion nationale », au sujet d'un article de M. Malespine sur la médecine navale*, Montpellier, Imprimerie typographique de Gras, 1862, pp. 6-8

Chapitre V
LE STATUT

Comment définir en quelques mots le médecin de marine ? Est-il marin, médecin ? Médecin, chirurgien ? Un scientifique ? Un aventurier ? Un officier ? Il faut reconnaître que le statut du personnage n'est guère aisé à définir.

Médecin, marin

Ne l'oublions pas, le médecin de marine est avant tout un marin. Habitué à la terre ferme, il doit s'adapter à une nouvelle vie. Et ce n'est guère une tâche aisée. De nombreux auteurs n'hésitent pas à employer le mot « transplantation » pour décrire l'introduction d'un jeune médecin dans une communauté fermée, telle celle d'un navire. La « transplantation » est encore plus délicate lorsque l'équipage et la vie à bord répondent à des règles spécifiques, frégate, baleinier, négrier, pétrolier,…

C'est ainsi que C. Blain décrit le véritable choc que subit un jeune matelot embarquant pour la première fois à bord de la frégate française « le Tourville[143] », en 1992 : « Nous sommes autorisés à monter l'échelle de coupée, raide et glissante. Je m'engouffre pour la première fois dans un sas puis un « trou d'homme[144] », je me cogne une première fois la tête. Au bas des échelons, un homme en treillis, de forte carrure, m'accueille, prend mes documents et m'enregistre… L'intérieur du bateau

[143] Frégate anti sous-marine française, mise en service en 1967 et désarmée en 2011

[144] Passage permettant le passage d'un homme pour l'inspection et la maintenance d'ouvrage de travaux publics (pont, égouts, tunnel,…) ou d'appareils industriels (cuve, réservoir, chaudière…), courant à bord de toutes les catégories de navires

est encore plus oppressant que je l'imaginais. Tout y est confiné, aigu, contondant. Je ne sais pas où mettre les pieds[145] ».

En embarquant pour la première fois sur son navire d'affectation, le médecin, même expérimenté, va se trouver plongé dans un univers hors normes, auquel il n'avait jamais été préparé dans l'école de médecine navale. De fait, le premier embarquement du médecin est un véritable traumatisme : «Tous les sens voient en un instant leurs repères transformés par l'embarquement. Les sens sont, comme la langue, un repère identitaire profond : la vue : périmètre restreint, lumière artificielle, couleurs grises,… l'audition : bruits constants, machines, voix, ventilation, diffusions, l'odorat, le toucher, le goût…[146] ».

Ajoutons à ce traumatisme la véritable « rupture linguistique » que va connaître le médecin de marine, plus habitué à un langage urbain : « Les abréviations sont multiples, les termes sont souvent très techniques, le parler marin est souvent très spécifique, et le nouveau venu doit au début se familiariser avec un univers linguistique particulier. Nous sommes au cœur d'une atteinte identitaire, car quoi de plus profond au niveau identitaire que la langue, que l'on appelle spontanément maternelle[147] ».

Cette rupture linguistique va ensuite gravement perturber les relations médecin/patient pendant la navigation. On sait depuis Hippocrate que la pose du diagnostic passe invariablement par un dialogue clair et franc entre le thérapeute et le malade ; or cet échange risque d'être fortement biaisé par la distance linguistique, culturelle, sociale, entre le médecin et son patient. Le médecin de marine n'aura alors d'autre choix que celui d'assimiler au plus vite la culture du marin, devenir marin à son tour… et être un homme fort.

Cette notion « d'homme fort » revient souvent dans la littérature médicale maritime, liant la survie du médecin naval à

---

[145] Société Française de Médecine Maritime, *Actes du colloque Mer et santé septembre 2001*, Brest, Université de Bretagne Occidentale, 2003, p. 39

[146] Société Française de Médecine Maritime, *Actes du colloque Mer et santé septembre 2001*, Brest, Université de Bretagne Occidentale, 2003, p. 39

[147] Société Française de Médecine Maritime, *Actes du colloque Mer et santé septembre 2001*, Brest, Université de Bretagne Occidentale, 2003, p. 39

des capacités physiques, accessoirement mentales, qui doivent être exceptionnelles. L'historien français Christian Buchet résume l'idée dominant les tavernes des ports des XVIIe-XVIIIe siècle, en écrivant : « L'homme fort dans la marine du Roi est donc celui qui résiste à la *vermine* qui ravage les vaisseaux ; à l'*humidité* constante qui règne à bord ; aux *rats* qui attaquent les matelots dans leurs paillasses au XVIIe siècle et aux *puces* qui se maintiennent dans leurs hamacs au XVIIIe ; aux *carences de la nourriture* : au manque de fruits frais ; au manque de pain frais après quelques jours de mer ; au manque de viande fraîche, pourtant fournie par l'égorgerie du bord.

L'homme fort est celui qui résiste à la *fatigue*, au *tangage*, au *roulis*, au mal de mer..., mais aussi à la *corruption de l'eau* et au *manque d'hygiène* ; à l'absence de *chemises propres* et à la *moîteur constate des vêtements*. L'homme fort est celui qui résiste aux *empoisonnements* liés au cuivre des ustensiles de cuisine dont le vert de gris décime à l'occasion tout l'état-major d'une frégate toulonnaise en 1755[148] ».

Oserons-nous alors avancer la thèse que la médecine navale est d'abord un métier d'homme ?

Un métier d'homme

Tout au long de nos recherches, nous n'avons guère eu l'occasion de trouver les noms de médecins féminins sur les rôles d'équipage. Assurément, le métier de chirurgien navigant était exclusivement réservé aux hommes. Plusieurs raisons à cela : d'abord, depuis l'antiquité, les équipages étaient eux-mêmes composés uniquement d'hommes, et il faudra encore attendre la fin du XIXe siècle pour que quelques femmes soient affectées à des tâches ménagères, dans les cantines, les buanderies ou les services de chambre.

C'est par le plus grand des hasards, au cours d'une visite du *Whaling museum* de New Bedford, dans le Massachusetts, que nous avons pris connaissance de l'existence d'une

---

[148] Buchet (Christian), *L'homme, la santé et la mer. Actes du colloque international tenu à l'Institut Catholique de Paris les 5 et 6 décembre*, Paris, Champion, 1997, pp. 256-257

« chirurgienne navigante », du nom de Mary Stickney. Cette dernière avait officié entre 1880 et 1881 à bord du baleinier *Cicero*, commandé par son mari, le capitaine Almon Stickney.

Le lien conjugal avec le capitaine était probablement à l'origine de cette exception. Et encore, on avait cru bon de préciser sur le journal de bord du *Cicero* que Mary Stickney n'était que « unofficial ship's surgeon ». Précaution utile, au cas où une femme serait responsable d'un décès à bord.

Intrigué, nous avons demandé à consulter le journal de bord tenu par la chirurgienne, daté de juin 1880. Il comportait une longue liste de patients, signe évident que même les hommes les plus « bourrus » n'hésitaient pas à consulter une femme médecin en cette fin de XIXe siècle :

« W. Harren (the cook) burned arm
Charles Kanaka (seaman) felon [inflammation of a fingernail cuticle]
John Cornell breeding [bleeding] sore on his head
Manuel Silva boil on his arm
Mr Blancenship sore on hand
Almon sore on his hand
Alexander Gifford Cabin Boy cut his finger
Mr Gomez a cask rolled against his leg
Almon leg where he fell over the grindstone
King's hand cut with a boarding knife
Mr Gomez poultice his foot
Dick soar throat
Cornell cut his leg with a gaff hook
John kanak for cough & spitting blood
Philip jambed [h]is finger
Manuel Sylvia soar thumb
Will Winslow for pain in his stomach
Cornell cut his foot with an ax[149] ».

On sait également que le Docteur Mary Stickney était souvent assistée de son mari, qu'elle mentionne d'ailleurs à

[149] Voir Druett (Joan), *Rough medicine: surgeons at the age of sail*, New York, Routledge, 2000, p. 126

deux reprises, mais en tant que patient. La présence d'un « médecin de papier » (voir *infra*) à bord du *Cicero* est également signalée sur le journal de bord du baleinier.

Médecins et chirurgiens

Pendant longtemps, le chirurgien sera considéré comme un simple sous-produit de la médecine, chargé des basses besognes de réparation du corps meurtri du patient, et sur avis du médecin. Contrairement à aujourd'hui, le chirurgien n'était pas un spécialiste, mais plutôt un manuel, exécutant les saignées, trépanations, sutures, amputations. A peine mieux considéré qu'un barbier. Cette hiérarchie va évidemment se reproduire à bord des vaisseaux.

De fait, les chirurgiens embarqués à bord des navires avaient un statut de sous-officier, bien inférieur à celui de médecin. Le capitaine de Frégate René Mordacq souligne bien cette différence, au travers de sa biographie du chirurgien de marine Antoine Moulinneuf : « Moulinneuf a l'amour de son métier et de ses malades (tous les certificats insistent sur ce point). Il veut toujours faire mieux et, pour les guérir, il n'hésite pas à outrepasser les limites de son état de chirurgien - rôle subalterne à l'époque - pour empiéter sur celui de médecin. Or, il ne peut être question qu'il en obtienne le titre ; il faudrait pour cela qu'il reprenne toutes ses études en faculté[150] ».

La biographie du docteur Antoine Moulinneuf témoigne également du strict contrôle dont faisaient l'objet les médecins de marine, la moindre erreur médicale pouvant leur coûter leur carrière, et notamment si la victime s'avère être un « homme de bien ».

C'est ainsi que, ayant découvert un remède efficace contre l'hydropisie[151], il décide de le tester, passant outre le corps des médecins : « ...son remède fait, dit-on, des miracles. Mais,

[150] Mordacq (R.), « Maître Antoine Moulinneuf, chirurgien des galères du roi », in *Revue d'histoire économique et sociale*, volume XLVII, 1969, n° 2, p. 252

[151] Ancien terme désignant un œdème. Il s'agissait probablement ici d'œdèmes généralisés, qui étaient souvent à la base des insuffisances cardiaques congestives

simple chirurgien, il ne devait l'exploiter qu'avec l'accord et sous le contrôle des médecins. Or, non seulement il s'en passe, mais il se met à soigner des personnes de qualité. Par malheur, l'une d'elles : Charles de Savonnières de la Bretesche, chef d'escadre des galères. Le résultat est catastrophique... Ledit Sieur est réformé - ou peut-être même cassé - en décembre 1694. Il servait alors depuis dix ans à bord de la *Renommée*, sous le même capitaine, le chevalier de Canjeurs[152]».

Un officier

Le Chirurgien naval est assimilé à un officier de Santé, et vit sur le navire avec les matelots, dans des conditions plutôt misérables. Seul un diplôme de Docteur en médecine pouvait lui permettre d'être considéré comme un officier, ce qui lui donnait droit à des égards.

Pourtant, bien qu'officier, il ne commandait pas. Comment pourrait-il d'ailleurs, n'ayant pas été formé à la navigation ? La seule autorité qu'il pouvait réellement exercer à bord était à l'égard de ses collaborateurs, infirmiers, aides, voire médecins de second rang. Pierre-Ignace-Liévin Van Alstein[153], capitaine négrier au long cours, rapporte ainsi : « Il importe de n'avoir pour chirurgien que des gens non seulement entendus dans leur état mais surtout vigilants, actifs, vifs, en un mot des gens qui savant agir plus qu'ordonner[154] ».

En France, il faudra attendre l'année 1765 pour que le chirurgien-major d'un bâtiment du roi soit pleinement reconnu comme membre de l'état-major, ce qui lui ouvrait droit à s'asseoir à la table du capitaine. Dominique Puts écrit ainsi : « Dans la hiérarchie du bord ces praticiens occupent une place

---

[152] Mordacq (R.), « Maître Antoine Moulinneuf, chirurgien des galères du roi », in *Revue d'histoire économique et sociale*, volume XLVII, 1969, n° 2, pp. 249-259

[153] Belge naturalisé français, Pierre-Ignace-Liévin Van Alstein avait dû s'expatrier en 1745 à cause de la guerre de succession d'Autriche. C'est à Nantes, où il s'était réfugié chez son oncle, qu'il entamera une fructueuse carrière de négrier (onze campagnes au total). Nous faisons souvent allusion à ses carnets de bord, qui sont d'une qualité exceptionnelle

[154] Van Alstein (P.-I.-L.), « Capitaine négrier », in *Mémoires de l'Institut Français d'Afrique Noire*, 1964, n°71

précise en fonction de leur rang : le premier chirurgien major a rang d'officier, participe aux réunions de l'état-major et occupe une cabine individuelle. Les deuxième et troisième chirurgiens dorment avec l'équipage sur le gaillard avant[155] ». Comme dans de nombreux corps de métier, seul le chef hiérarchique a droit à des égards, ses collaborateurs, qui effectuent pourtant le même travail, restent bien moins considérés.

Jusqu'en 1836, même les médecins titulaires du doctorat étaient placés sous le contrôle des Intendants, et n'avaient pas le droit de porter des épaulettes. Les chirurgiens de la Marine Royale auront ensuite droit à un uniforme spécifique, un élégant habit gris d'épine avec la veste, le collet et les parements écarlates. Les boutons sont dorés et frappés d'une ancre de marine enlacée du serpent d'Épidaure. Le statut militaire ne leur sera toutefois reconnu qu'en 1835, date à laquelle ils seront assimilés au corps des officiers de marine[156].

Dans la marine américaine, le médecin de marine, qu'il soit civil ou militaire, est un officier supérieur. Dans la hiérarchie à bord, il occupe une place de choix, indépendamment de sa fonction. Sur le *USS Constitution* par exemple, il est le sixième homme à bord, derrière le capitaine et son lieutenant, l'enseigne de vaisseau, le pilote et le commissaire de bord. Son second a également un statut élevé, occupant le 8e rang, après l'aumônier[157]. Au niveau du salaire, il occupe la seconde position, venant juste après le capitaine, et son second occupe le 4e rang.

Nous avons repris dans le tableau ci-dessous ces hiérarchies, qui concernent le *USS Constitution*, mais qui sont révélatrices du rang occupé par le chirurgien à bord de la plupart des navires occidentaux du XIXe siècle.

---

155 Puts (Dominique), *Les vaisseaux négriers rochelais au XVIIIe siècle : étude des conditions sanitaires, de la morbidité, de la mortalité*, Thèse de médecine générale, Bordeaux, Université de Bordeaux II, 1991, p. 32

156 De Ladebat (Philippe), *Les chirurgiens navigants sur les navires du roi dans les batailles navales du XVIIIe siècle*

157 Parsekian (Penny), *All hands on deck. Learning adventures aboard « Old ironsides »*, Boston, USS Constitution Museum, 2005, p. 43

Hiérarchie à bord du *USS Constitution*, XIXe siècle

Poste	Rang[158]
Capitaine	Officer
Lieutenant	Officer
Enseigne de vaisseau	Officer
Commissaire de bord	Officer
Pilote	Officer
Chirurgien	**Officer**
Aumônier	Officer
Second du chirurgien	**Junior officer**
Aspirant	Officer-in-training
Charpentier	Warrant officer
Maître d'équipage	Warrant officer
Canonnier	Warrant officer
Voilier	Warrant officer
Maître de manœuvre	Petty officer
Charpentier	Petty officer
Second du maître d'équipage	Petty officer
Artilleur	Petty officer
Ecrivain	Lesser petty officer
Assistant	Lesser petty officer
Barreur	Lesser petty officer
Tonnelier	Lesser petty officer
Steward	Lesser petty officer
Armurier	Lesser petty officer
Cuisinier	Lesser petty officer
Matelot de 1re classe	
Fusiller	
Matelot de 2de classe	
Boy	

(Source : Parsekian (Penny), *All hands on deck. Learning adventures aboard « Old ironsides »*, Boston, *USS Constitution* Museum, 2005, pp. 43-45)

[158] Nous avons préféré conserver la dénomination en anglais, car elle est spécifique à la marine américaine et difficilement traduisible. *Grosso modo*, on peut scinder les grades en officiers et sous-officiers, « junior officer » et « officer-in-training » (officier stagiaire) étant des grades intermédiaires

On constate une nette amélioration de la position du médecin à bord du navire, par rapport au *medicus* de l'Antiquité romaine (voir chapitre I), qui se situait bien plus bas dans la hiérarchie, entre les officiers et les membres de l'équipage.

Cette amélioration du rang est confirmée par la hiérarchie des salaires. Nous avons synthétisé celle de l'équipage de l'*USS Constitution* tel qu'il apparaît dans les livres de compte du bâtiment au 1er juillet 1797.

Salaire annuel à bord du *USS Constitution*, au 1er juillet 1797

Poste	Salaire annuel (US$, 1797)
Capitaine	900
Chirurgien	**600**
Lieutenant	480
Pilote	480
Aumônier	480
Commissaire de bord	480
Second du chirurgien	**360**
Canonnier	240
Voilier	240
Maître d'équipage	240
Charpentier	240
Aspirant	228
Maître de manœuvre	216
Second du voilier	216
Artilleur	216
Second du maître d'équipage	216
Second du charpentier	216
Matelot de 1re classe	168
Second du canonnier	156
Second du pilote	156
Ecrivain du capitaine	156
Barreur	156
Servant de l'armurerie	156
Armurier	156
Steward	156
Tonnelier	156

Maître d'armes	156
Cuisinier	156
Matelot de 2de classe	120
Sergent	120
Caporal	120
Tambour	108
Fifre	108
Sergent de Marine	108
Caporal de marine	96
Musicien de marine	84
Boy	72-96
Private	72

(Source : Tyrone (Gabriel Martin), *A Most Fortunate Ship: A Narrative History of « Old Ironsides »*, Annapolis, Institute Press, 1997)

Il est intéressant de noter ici la similitude entre les deux tableaux, la hiérarchie correspondant à peu près au classement des salaires. Le seul poste pour lequel il semble exister une dérogation est celui du chirurgien : alors qu'il n'est que sixième dans la hiérarchie du commandement, il se place étonnamment en deuxième position en ce qui concerne le salaire. Avec un salaire annuel de 600 US$, il se situe ainsi bien loin devant le lieutenant et ses 480 US$ annuels, alors même que ce dernier est son supérieur hiérarchique.

Le second du chirurgien ne bénéficie point de ce privilège, puisqu'il est au huitième rang de la hiérarchie, et seulement septième en ce qui concerne le salaire annuel.

Un scientifique

On considérait que les médecins de marine étaient plus portés sur l'action de terrain, la médecine d'urgence dirions-nous aujourd'hui, que sur la recherche scientifique, et de ce fait ils dégageaient davantage une image d'aventuriers des mers que de scientifiques. Malespine écrit ainsi à leur propos : « [On ne] voit jamais ceux-ci prendre part aux joutes scientifiques de l'Académie de médecine, qui ont un si grand retentissement dans le monde savant[159] ».

Le chirurgien de marine français Charles-Polydore Forget explique les difficultés de produire une œuvre scientifique lorsqu'on est embarqué à bord d'un navire, et tente de justifier le fait que les médecins de la marine produisaient moins de « travaux recommandables » que les chirurgiens en chef de l'armée de terre, en écrivant le plaidoyer suivant : « Lorsqu'on sait le nombre d'hommes capables que renferment les écoles navales, on est surpris de ce qu'un travail de cette espèce (un livre élémentaire, susceptible de diriger les médecins navigateurs dans l'exercice de leur état) n'ait pas été plus tôt exécuté ; mais l'étonnement cesse dès qu'on réfléchit à la situation de ces mêmes hommes, qui usent leur vie dans les fatigues de la navigation, et dont le séjour dans les ports n'est pas moins laborieux, obligés qu'ils sont de travailler encore pour se présenter avec avantage aux luttes scientifiques d'où dépend leur avancement.

Naviguer et concourir, telle est donc leur existence... Il fallait, pour accomplir une tâche de la nature de celle que nous avons entreprise, un homme suffisamment versé dans la pratique pour apprécier tous les éléments de la spécialité, et jouissant d'assez de loisirs pour mûrir convenablement un plan vaste et difficile[160] ».

Pourtant, et malgré les difficultés de concilier activité professionnelle et recherche fondamentale - dilemme encore tout à fait d'actualité dans la communauté scientifique d'aujourd'hui - de nombreux chirurgiens de marine vont se distinguer par leurs recherches scientifiques, qui déboucheront sur la rédaction d'articles majeurs dans des revues médicales, ou par des découvertes scientifiques de premier plan.

Citons à titre d'exemple les expériences de James Lind sur le scorbut, les travaux d'histoire naturelle de Jean René Constant Quoy et Paul Guémard, les articles de Pierre Adolphe Lesson

[159] Chrestien (André-Thérèse), *Lettre à M. le rédacteur en chef du journal "L'opinion nationale", au sujet d'un article de M. Malespine sur la médecine navale*, Montpellier, Imprimerie typographique de Gras, 1862, p. 8

[160] Forget (Charles-Polydore), *Traité de médecine navale ou Nouveaux Eléments d'hygiène, de pathologie, de thérapeutique*, 1832

sur les oiseaux mouches, les colibris et les oiseaux du paradis. Malgré les difficultés intrinsèques de la profession, les médecins de marine ont constamment l'occasion d'expérimenter des thérapies sur les blessés sans être contrôlés par une instance, de voir des espèces rares dans les îles lointaines, de prendre connaissance des effets thérapeutiques de certaines plantes inconnues… Autant d'opportunités qui leur donnent une occasion unique de faire des découvertes médicales de premier plan.

Le plus souvent, la production scientifique des médecins de marine intervient en fin de carrière, lorsque le médecin prend sa retraite, ou lorsqu'il demande une affectation dans un port ou dans une administration, ce qui lui laisse plus de temps pour se consacrer à une réflexion rétrospective sur l'ensemble de sa carrière. Cela est alors l'occasion d'écrire des mémoires, un traité de médecine navale, une biographie, un dictionnaire spécialisé.

Deuxième partie

A BORD

La vie à bord d'un navire est difficile lorsqu'on est marin, officier, passager. Mais qu'en est-il quand on est médecin, c'est-à-dire lorsqu'on n'appartient à aucune des trois catégories précitées ? C'est ce que nous allons tenter de comprendre dans cette deuxième partie de l'ouvrage.

Pour cela, nous commencerons par cerner le rôle du médecin navigant, car celui-ci reste vague. Nous avons eu l'occasion de le voir *supra*, le chirurgien naval préparait parfois les morues, et devait même, dans des cas extrêmes il est vrai, laver le pont.

Il serait intéressant de comprendre s'il s'agissait réellement d'exceptions. Nous nous intéresserons ensuite à l'environnement immédiat du médecin, au travers de l'examen de l'infirmerie dans laquelle il officiait, ainsi que des hommes qui lui prêtaient assistance, infirmiers, auxiliaires, pharmaciens.

Nous consacrerons également un chapitre au mythique coffre de mer, sans lequel le médecin naval ne pouvait vraisemblablement guère accomplir sa mission avec succès.

Chapitre VI
LE ROLE DU MEDECIN A BORD

Le navire est un espace confiné, et de ce fait l'équipage ne peut comprendre que des hommes absolument nécessaires à la navigation. Aucune personne inutile ne peut être admise à bord, car il faut lui assurer l'espace vital, la nourriture, la boisson, l'hygiène, autant d'éléments stratégiques et difficiles à gérer en haute mer. Chaque marin avait une tâche précise, clairement délimitée.

Il en était de même pour le médecin, bien que ce dernier ne fasse pas toujours partie intégrante de l'équipage, étant souvent embarqué au cours d'une escale, ou seulement pour une durée déterminée.

Bien sûr, on embarquait un chirurgien à bord du navire pour soigner l'équipage et les passagers. Le médecin était également sollicité pour contrôler la nourriture et la boisson, afin d'éviter qu'une mauvaise alimentation n'entraîne des pathologies. D'autres rôles spécifiques lui étaient toutefois attribués, sur les navires négriers notamment.

Le médecin naval négrier

Sur les navires négriers, le chirurgien n'était pas seulement chargé de veiller sur la santé de l'équipage. Il devait de surcroît vérifier l'état des captifs au moment crucial de leur embarquement sur les côtes africaines. En effet, l'espace dans les cales étant extrêmement limité[161], le capitaine devait

---

[161] Dans un précédent travail, nous avions estimé un ratio de 0.7 captif/Tonneau, soit 200 à 700 captifs entassés dans les cales d'un navire négrier. Pour plus de détail, voir Bouhdiba (Sofiane), *Gorée, la porte sans retour. La mortalité des captifs à bord des navires négriers*, Paris, L'Harmattan, 2014, pp. 190-193

impérativement sélectionner des hommes, des femmes et des enfants présentant les meilleures caractéristiques physiques, pour en tirer un bon prix à la fin de la campagne. Il fallait aussi éviter d'embarquer des captifs qui ne survivraient pas à l'abominable *middle passage*[162], ou qui risqueraient de « corrompre le reste de la marchandise » en transmettant une maladie à leurs compagnons d'infortune sains.

Joan Druett insiste sur l'expertise du chirurgien navigant lors de l'achat des esclaves : « L'achat du captif est précédé par son examen par le chirurgien qui doit conseiller son capitaine en déclarant l'esclave sain ou en informant sur ses éventuels défauts. La décision finale revient à l'officier. Le chirurgien doit d'abord détecter toutes les tentatives de maquillage effectuées par les vendeurs. Dans les jours précédents la transaction, ceux-ci nourrissent abondamment les esclaves et leur font boire de l'alcool juste avant la présentation.

Ils teignent leurs cheveux, enduisent leurs corps de préparations à base d'huile de palme ou de poudre à canon afin de masquer les lésions cutanées et d'empêcher l'acheteur d'évaluer l'âge du prisonnier. L'examen médical proprement dit consiste en une inspection soigneuse : le chirurgien ouvre la bouche du captif pour dépister les caries et déterminer l'âge en fonction de l'usure des dents ; il examine soigneusement les yeux, s'assure qu'il n'y a pas d'infirmité d'ouïe ou de parole. Il le fait marcher, sauter sur place, courir en jetant une pierre et en lui demandant d'aller la chercher.

Il lui fait étendre et replier les bras. Il inspecte le revêtement cutané à la recherche des signes de varioles, de pian, de gale ou d'ulcères ; il palpe les aires ganglionnaires. Il examine les organes génitaux en cherchant des signes de maladies

---

[162] Partant du principe que le commerce des esclaves suivait un schéma triangulaire, avec trois voyages (de l'Europe vers l'Afrique, de l'Afrique vers les Amériques puis des Amériques vers l'Europe), on considérait la traversée intermédiaire de l'Océan Atlantique, les cales chargées de Noirs, comme le « Passage du milieu », ou *Middle passage*. Il faut toutefois noter que de nombreux négriers effectuaient directement l'aller-retour entre le Brésil et l'Angola, ou entre les Etats-Unis ou Cuba, et les côtes ouest-africaines

vénériennes[163]. Il fait tousser violemment en tenant la main sur l'aine pour déceler une hernie, il fait sautiller sur place les femmes pour détecter un prolapsus utérin. Tout cet examen est conduit par le souci de dépister les traces de ce qui enlève de la valeur à un esclave : mal vénérien, gale, ulcère, pian, scorbut[164] ».

Le romancier marseillais Jean-Louis Vissière souligne le fait que les chirurgiens navigants français étaient connus pour être bien moins entreprenants que leurs confrères d'autres nationalités, lors de l'examen médical des captifs : « Les Français sont souvent dupes dans l'examen qu'ils en font ; ils se fient trop facilement aux rapports des interprètes et leur inclination naturellement compatissante s'oppose à des perquisitions qui choquent la bienséance et font souffrir l'humanité...

Les Portugais, les Anglais, les Hollandais dans la visite qu'ils font de leurs esclaves n'oublient aucune partie de leur corps... Ils n'ont pas honte de s'abaisser à leur lécher la peau pour découvrir par le goût de la sueur s'ils n'ont point contracté certaines maladies[165] ».

Le capitaine du négrier *La Licorne* consigne ainsi dans son journal de bord : « Ayant fait une visite très scrupuleuse avec mon chirurgien des 60 nègres que j'avais fait mettre à terre, nous en trouvâmes 40 que je ne pouvais rembarquer et qui n'auraient pu soutenir la traversée, étant attaqués du scorbut, du chéringose[166] et de l'étisie[167]...

D'autres étaient défectueux, estropiés dans la révolte du 23 janvier. Je me décidai à les vendre à un négociant hollandais à

---

[163] Dans une logique d'élevage, les esclaves doivent également être de bons reproducteurs

[164] Druett (Joan), *Rough medicine: surgeons at the age of sail*, New York, Routledge, 2000, pp. 58-59

[165] Vissière (Jean-Louis), *La traite des noirs du siècle des lumières : témoignages des négriers*, Paris, A. M. Métailié, 1982

[166] Sorte de dysenterie ; nous y reviendrons

[167] Extrême maigreur, en vieux français

raison de 75 piastres pièce prévoyant que je ne pouvais en tirer un aussi bon parti à Saint-Domingue...[168] »

Une fois les captifs sélectionnés et achetés, le chirurgien était alors chargé de leur marquage au fer, en évitant que le traumatisme n'ait des conséquences fatales. Joann Druett décrit l'opération, très douloureuse pour le malheureux captif : « Une fois l'esclave acheté, le chirurgien est chargé de l'opération de la marque qui se fait souvent à terre de crainte que le courtier africain ne le remplace par un autre de moindre valeur, ou pour éviter de mélanger ses captifs avec ceux d'autres négriers pendant les quelques heures passées dans les captiveries du fort en attendant l'embarquement.

Dans le cas de la traite volante[169], la marque se fait sur le navire, parfois très tard dans la traversée. On se contente de graisser la peau avec un peu d'huile de palme ou de suif avant d'imprimer le fer brûlant ; parfois c'est un simple fourneau de pipe qui est appliqué[170] ».

Le chirurgien devait également user de son art pour rendre les captifs présentables - et négociables donc - à leur arrivée aux Amériques, parfois en usant de stratagèmes pour le moins étonnants. Par exemple, pour masquer les traces laissées par la dysenterie, le médecin de bord introduisait au fond de l'anus du captif un tube de bois ou d'acier pour bloquer les défécations sanguinolentes caractéristiques de la maladie. On utilisait, au besoin, de l'huile ou de la graisse pour introduire l'appareil plus profondément. Les acheteurs peu avisés ne se rendaient pas compte de la supercherie, et achetaient le pauvre bougre, qui rendra l'âme au bout de quelques jours, l'infâme appareil ayant accéléré la destruction de ses intestins et provoqué de graves infections.

---

[168] Cadilhon (François), Cailly (Claude), *La France d'ancien régime : textes et documents 1484-1789*, Bordeaux, Presses Universitaires de Bordeaux, 2003, p. 233

[169] Cabotage d'un foyer négrier à un autre. Les temps d'escales étant réduits au maximum, toutes les formalités administratives sont faites à bord, entre deux débarquements

[170] Druett (Joan), *Rough medicine: surgeons at the age of sail*, New York, Routledge, 2000, p. 59

Le chirurgien anglais Alexander Falconbridge[171], qui servit dans quatre *middle passage* entre 1780 et 1787, témoigne du stratagème ignoble : « On m'a assuré qu'un capitaine de Liverpool se vantait d'avoir attrapé quelques juifs par le stratagème affreux que nous allons, non pas décrire, mais indiquer suffisamment. On se disposait à débarquer un lot d'esclaves fortement attaqués de dyssenterie ; il ordonne au chirurgien de leur… Ainsi préparés, on les met à terre, on les transporte au lieu ordinaire de la vente, ou, comme ils sont hors d'état de se tenir sur les jambes, si ce n'est quelques minutes, on leur permet de s'assoir.

Les juifs qui les visitent, les font mettre debout… et quand ils ne s'aperçoivent pas du symptôme ordinaire, en considèrent l'absence comme un indice de guérison prochaine. Ici, comme on avait fait ce qu'il fallait pour empêcher momentanément ce symptôme de paraître, le marché fut conclu, et la vente eut lieu. Mais l'erreur ne pouvait durer longtemps. Les infortunés ne pouvant supporter l'horrible douleur que leur causait à l'anus l'appareil employé, force fut de tout ôter, et les acheteurs furent bientôt convaincus de l'exécrable maquignonage dont ils avaient été les dupes[172] ».

Dominique Puts écrit ainsi : « Dans ce commerce qu'est la traite des noirs, les esclaves représentent un investissement coûteux, générateur de profits substantiels, mais leur fragilité inquiète l'armateur qui souhaite que le maximum de captifs arrivent de l'autre côté de l'Atlantique dans la meilleure forme possible afin d'en obtenir le meilleur prix. Il n'est donc pas étonnant de constater que les armateurs, bien qu'ils cherchent toujours à frauder et contourner les lois, aient obéi sans rechigner aux ordonnances royales de 1681, 1717, 1767

[171] Repenti après une émouvante rencontre avec l'abolitionniste Thomas clarkson, il devient un membre assidu de l'Anti-Slavery Society et publie en 1788 *An Account of the Slave Trade on the Coast of Africa*, puis témoigne en 1790 devant le comité de la chambre des communes. En 1791, il est mandaté en Sierra Leone par l'Anti-Slavery Society pour y réorganiser la colonie d'esclaves libres de Granville Town. La mission échoue et Falconbridge sombre peu à peu dans l'alcoolisme

[172] Buxton (Thomas Fowell), *The African slave trade and its remedy*, Londres, 1840, p. 203

imposant la présence à bord de « chirurgiens navigans » (un en dessous de 50 hommes d'équipage, deux au-delà de ce nombre)…

…il arrive même souvent que là où la législation n'impose qu'un seul chirurgien, il y en ait deux ou trois ; 93 navires négriers rochelais avaient deux chirurgiens et 57 d'entre eux avaient moins de 50 hommes d'équipage[173] ». Il semblerait ainsi que les négriers aient été les seuls navires surmédicalisés dans l'histoire maritime.

Garant de la qualité de la « marchandise », le chirurgien de bord était également chargé de tenir un registre des décès, ce qui permettait de rendre des comptes à l'armateur en fin de campagne. En temps d'épidémies, le registre des décès se révélait être un document primordial. S'il était exempt de décès suspects, de peste ou de choléra par exemple, il permettait d'obtenir une patente nette dans les ports d'escale, et donc d'éviter de subir de longues quarantaines[174].

L'une des colonnes du registre devait mentionner la cause des décès constatés à bord du navire, comme par exemple dans ce registre tenu par Johannes Andreas Kraus[175], chirurgien-chef du négrier *Brandenbourg,* paraphé le 15 novembre 1792 à Demerara river :

[173] Puts (Dominique), *Les vaisseaux négriers rochelais au XVIIIe siècle : étude des conditions sanitaires, de la morbidité, de la mortalité*, Thèse de médecine générale, Bordeaux, Université de Bordeaux II, 1991, pp. 32-33

[174] Bouhdiba(Sofiane), *Pavillon jaune. Histoire de la quarantaine, de la Peste à Ebola*, Paris, L'Harmattan, 2016

[175] Capitaine Alexandre Geritzon, *Journal du Brandenbourg du 10 août 1791 au 15 septembre 1792*, Middelburgsche Commercie Compagnie, MCC 292, Middelburg archives, Pays Bas, traduit par Simon J. Hogerzeil et David Richardson

Extrait du journal du chirurgien du *Brandenbourg*, 1792

Date du décès	Nombre de jours de maladie	Genre	Cause du décès
14 nov 1791	12	Garçon	*Febris lente* (fièvre du printemps)
26 nov 1791	22	Femme	*Malum histericum* (hystérie)
7 déc 1791	37	Femme	*Effectus pectoris*
22 janv 1792	20	Homme	*Anasarca* (Œdème)
8 avr 1792	60	Fille	Dijsenterie
9 mai 1792	-	Femme	*Haemorogie uteri* (hémor de l'utérus)
2 juin 1792	21	Femme	*Anasarca*
7 juil 1792	32	Homme	*Febris lente*
7 juil 1792	2	Homme	*Febres putrida* (fièvre putride)
7 juil 1792	6	Homme	Dijsenterie
12 juil 1792	39	Femme	*Hectica* (fièvre trépidante)
21 juil 1792	9	Homme	Dijsenterie
22 juil 1792	10	Fille	Dijsenterie
27 juil 1792	15	Garçon	Dijsenterie
1er août 1792	-	Homme	Verdroncken (noyade)
3 août 1792	7	Homme	Collera (choléra)
10 août 1792	13	Femme	*Effectus pectorus*
12 août 1792	33	Femme	*Anasarca*
12 août 1792	31	Homme	*Anasarca*
21 août 1792	13	Femme	Scorbut
28 août 1792	16	Homme	*Effectus pectorus*
29 août 1792	17	Homme	*Effectus pectorus*
31 août 1792	19	Femme	*Effectus pectorus*

(Source : Capitaine Alexandre Geritzon, *Journal du Brandenbourg du 10 août 1791 au 15 septembre 1792)*

Dans son registre, le chirurgien prend le soin de préciser également que 26 captifs ont été guéris de la maladie - ce qui devait lui assurer une prime - et que les dépenses totales en médicaments ont été de 89 Guilders[176].

Nous souhaiterions consacrer la suite de la réflexion à l'un des rôles majeurs joués par le médecin naval : le contrôle de l'hygiène à bord. Et cela ne pouvait que passer par un contrôle permanent de la ventilation.

La ventilation

Le médecin naval Ollivier Dominique-Jean-Gustave met en exergue l'importance du rôle du médecin dans la mise en place d'une bonne hygiène à bord des navires : « Le médecin, de son

[176] Ancienne dénomination du Florin néerlandais

côté, n'est pas seulement médecin. Son rôle n'est point limité au traitement des maladies qui atteignent le marin : il consiste tout autant, nous l'avons remarqué, à les prévenir ; et par suite des progrès que le médecin a su réaliser, en hygiène navale, les épidémies, qui jadis étaient la règle à bord des navires, ne sont plus que l'exception de nos jours, et il a prouvé ainsi qu'une bonne hygiène assure une bonne marine[177] ». Encore faut-il que les conseils d'hygiène prodigués par le médecin soient scrupuleusement suivis par l'équipage.

Les médecins navals Barthélemy et Georges Varenne font un constat mitigé de l'hygiène à bord des navires, opposant le grand air des ponts supérieurs à l'insalubrité des cales : « Il s'ensuit que la mortalité était considérable, les épidémies trouvaient à bord de ces bâtiments en général malpropres, mal aérés, enfermant dans leurs cales des eaux croupissantes favorables aux pullulations microbiennes, un milieu particulièrement propice à leur développement et à leur diffusion. Tout porte à croire, cependant, que dans les conditions ordinaires de navigation dans les pays sains, la santé de l'équipage pris dans sa totalité devait être en général satisfaisante, car le marin d'autrefois vivait presque uniquement au grand air[178] ».

En fait, l'évacuation de l'air des espaces confinés, et en particulier les navires, faisait l'objet de l'attention des médecins navigants, depuis l'antiquité. Jusque vers le milieu du XVIIIe siècle, les médecins embarqués pensaient encore qu'il suffisait de mouvoir l'air dans les étages inférieurs pour le purifier[179]. En ventilant, on restituait à l'air son élasticité et sa qualité antiseptique originelle, on « balayait les basses couches de l'air », avec toujours cette hantise du bas, du sous-terrain, du

[177] Ollivier (Dominique-Jean-Gustave), *École de médecine navale. Le Médecin de la marine dans les voyages de découvertes autour du monde*, Toulon, Eugène Aurel, 1864, pp. 5-6

[178] Barthélemy (Varenne Georges), *Manuel d'hygiène navale, à l'usage des capitaines, des officiers et des élèves de la marine marchande*, Paris, Augustin Challamel, 1907, pp. 7-8

[179] Voir les travaux du chimiste britannique Stephen Hales, concernant le rôle du mouvement sur la purification de l'air et de l'eau. Voir en particulier Hales (M.-E.), *Description du ventilateur par le moyen duquel on peut renouveler facilement l'air des mines, des prisons, des hôpitaux, ou des maisons de force et des vaisseaux*, 1744

sous-marin. Les médecins navals de l'Ancien Régime attribuaient à la ventilation la propriété de « contraindre la circulation des miasmes[180] ».

Les travaux d'Antoine Laurent de Lavoisier, brutalement interrompus par l'avènement de la Révolution française[181], confirment les bienfaits de la ventilation : en renouvelant l'air dans les espaces confinés, on l'évacuait et on le remplaçait par une égale quantité d'air frais. Pour prévenir les maladies dans les entrailles du navire, il fallait y souffler de l'air avec force, tout en perçant des ouvertures pour évacuer l'air présent à l'intérieur.

Les médecins navals recommandaient donc à leurs capitaines de percer autant que possible des écoutilles et des sabords dans les parois du vaisseau, au point que, vu de l'extérieur, on pouvait difficilement distinguer les sabords d'aération de ceux des canons. Les écoutilles des étages inférieurs devaient toutefois être fermées par mauvais temps pour empêcher l'eau de s'engouffrer. Pour pallier cet inconvénient, et sous la pression des médecins navigants, des machineries complexes, pas toujours efficaces, sont mises au point, l'objectif étant de souffler de l'air frais dans les étages inférieurs des navires.

Les navires négriers, dont les cales sont surpeuplées, constituent un terrain expérimental particulier, d'autant plus que les armateurs ont la capacité de mobiliser des fonds appréciables, et sont prêts à investir dans des équipements modernes pour réduire la mortalité de leur cargaison. Pourtant, beaucoup de ces machines de ventilation sont complexes, inutiles, loufoques, nuisibles même.

Certaines installations semblent toutefois produire quelque résultat : « Les essais tentés sur les bateaux négriers provoquent des effets plus concrets : le placement des ventilateurs animant l'air des cales et des entreponts (lourdes caisses de sapin munies de soupapes et de clapets mus à la force des bras) est jugé réduire à tel point la mortalité parmi les esclaves entassés que

---

[180] Béguin (François), *Evolution de quelques stratégies médico-spatiales. La politique de l'espace parisien à la fin de l'Ancien Régime*, p. 208

[181] Il sera guillotiné Place de la Révolution le 8 mai 1794

l'Amirauté les fait adopter, autour de 1750, sur les vaisseaux militaires et marchands[182] ».

La production scientifique des médecins navals du XIXe siècle, à propos des systèmes de ventilation, est abondante. Pierre François Kéraudren écrit ainsi, lorsqu'il était médecin en chef des armées navales : « On a imaginé plusieurs machines pour renouveler l'air dans l'intérieur des vaisseaux ; on emploie à cet effet les manches à vent, les ventilateurs et l'action raréfiante du feu[183].

Les trompes ou manches à vent sont des espèces d'entonnoirs en toile, dont l'ouverture supérieure est exposée au vent, et que l'on fait descendre dans la cale. Leur effet est très avantageux sans être embarrassant ; cependant elles ne seraient que nuisibles dans les temps humides : on ne peut s'en servir lorsque le vent souffle avec trop de force, et elles sont tout à fait inutiles pendant le calme.

On pourrait alors allumer du feu à leur embouchure, pour y déterminer un courant d'air ; et pour obtenir plus sûrement cet effet, l'écoutille serait fermée au moyen d'une toile goudronnée ou prélart, de manière à permettre seulement le passage de la manche à vent. Les trompes doivent avoir assez de longueur pour qu'on puisse en porter les extrémités dans les soutes et dans tous les lieux profonds : le cours de l'air qui les traverse est quelquefois si rapide, que l'on doit éviter de se trouver dans sa direction[184] ».

Avec l'expérience, les médecins se rendent compte que les ventilateurs peuvent être remplacés par de simples « manches à vent », sortes de prises d'air captant l'air frais sur le pont pour le diffuser à l'intérieur du navire, jusqu'aux cales. Ce système est aujourd'hui employé par les marines du monde entier, même s'il est renforcé par la climatisation électrique.

---

[182] *La ventilation des vaisseaux*, in *Gazette de santé*, 1773, p. 222

[183] Le principe est que la combustion de l'oxygène dans les cales permettrait de faire disparaître l'air chargé de miasmes, avant d'y amener de l'air sain. Le feu permettait également de créer de puissants courants d'air ascendants

[184] Kéraudren (Pierre François), *Mémoire sur les causes des maladies des marins, et sur les soins à prendre pour conserver leur santé dans les ports et à la mer*, Paris, Imprimerie royale, 1824, pp. 4-5

Le capitaine négrier Van Alstein a consigné dans ses carnets de bord les procédures à suivre : « Comme le renouvellement de l'air est un principe de la santé de chaque jour, tant que les nègres sont en haut et que le temps le permet, avec les brises du large, il faut mettre trois manches à vent en jeu, une au panneau de l'avant, l'autre au grand panneau, et l'autre dans le dôme de la grande chambre, pour y faire pleuvoir un air frais et nouveau[185] ».

Il est vrai que sur les navires modernes, l'aération est meilleure, même au plus profond des entrailles du bateau, bénéficiant de manches, pompes, climatiseurs et autres machineries.

Toutefois, comme le soulignent les médecins navals Barthélemy et Georges Varenne, l'insalubrité règne désormais dans les salles des machines surchauffées et peuplées de machinistes des bateaux à vapeur : « Mais en cet âge de vapeur et d'électricité, le marin est désormais spécialisé à outrance. En regard du petit nombre de timoniers respirant à pleins poumons l'air du large sur la passerelle, il existe dans les flancs du *Lévrier des mers*, comme dans ceux du puissant cargo-boat, un peuple de mécaniciens, d'électriciens, de chauffeurs, et de caliers, dont l'existence se passe presque continuellement au sein d'atmosphères surchauffées, dans des locaux parfois mal aérés, à la lumière des quinquets à huile[186], ou des lampes électriques.

On peut donc dire que si les équipages modernes sont désormais à l'abri des fléaux épidémiques d'autrefois, d'autre part leur existence nouvelle, que les exigences grandissantes de la concurrence mondiale ne font que rendre plus fatigante, les place pour la presque totalité dans des conditions particulièrement pénibles, à l'amélioration desquelles l'hygiène navale apporte tous ses efforts et toute sa sollicitude[187] ».

---

[185] Van Alstein (P.-I.-L.), « Capitaine négrier », in *Mémoires de l'Institut Français d'Afrique Noire,* 1964, n°71, p. 185

[186] Lampe montée sur une tige, inventée en 1785 par le pharmacien français Antoine Quinquet, qui restera d'usage courant jusqu'à l'invention de la lampe à pétrole

[187] Barthélemy (Varenne Georges), *Manuel d'hygiène navale, à l'usage des capitaines, des officiers et des élèves de la marine marchande*, Paris, Augustin Challamel, 1907, pp. 7-8, p. 8

Par ailleurs, l'intense chaleur dégagée par les moteurs se propage à l'ensemble du navire, ce qui est de nature à altérer la santé des passagers et des membres d'équipage, même ceux qui travaillent loin des machines. La chaleur aggrave également la santé des marins atteints de fièvre. De ce point de vie, on considère que les voiliers parvenaient à maintenir une température plus saine.

Vers la fin du XIXe siècle, l'armement des navires de guerre repose essentiellement sur des explosifs, et notamment les obus et les torpilles. De ce fait, la quantité de plomb et autres substances toxiques devient parfois tellement élevée qu'elle détériore gravement l'environnement du marin, et surtout en temps de guerre.

Chapitre VII
AUTOUR DU MEDECIN DE MARINE

Etant donné l'immensité de la tâche à accomplir, et surtout les conditions de travail difficiles à bord, le médecin de marine est souvent assisté par des auxiliaires, qui peuvent être de simples assistants, des infirmiers, ou même des professionnels bien formés, comme des pharmaciens ou des dentistes.

Les règlements font d'ailleurs souvent mention de personnes recrutées pour porter assistance au médecin, lorsque le vaisseau est d'un gros tonnage, ou lorsque la destination est lointaine. En France par exemple, le règlement de Choiseul de 1765 renforce la présence médicale à bord des navires de la Marine royale, et prévoit toute une équipe médicale pour assister le chirurgien naval : pour un vaisseau de 100 canons et 1800 hommes, un chirurgien-major officiera, assisté par un second chirurgien, quatre aides et un apothicaire[188].

L'auxiliaire

Les auxiliaires étaient souvent assimilés à des infirmiers. « Les auxiliaires…ne sont pas membres du corps médical. On les recrute soit parmi les élèves des écoles navales qui n'ont pu atteindre avant l'âge de vingt-trois ans le grade de chirurgien de 3e classe, soit parmi les étudiants de 8e ou de 10e année des Facultés, ou parmi les officiers de santé civils qui n'ont qu'une insuffisante clientèle de village. Je ne sais ce qui se fait aujourd'hui, mais je me rappelle que, de 1829 à 1834, le nombre des auxiliaires que nous trouvions docteurs en médecine était assez considérable, au port de Toulon, car je puis

[188] Burnat (P.), Chaulet (J.-F.), Chambonnet (F.), Ceppa (F.), Renard (C.), « De l'apothicaire au pharmacien des armées », *in Médecine et armées*, janvier 2008, p. 482

citer les docteurs Piron, aujourd'hui sous-bibliothécaire de la Faculté de médecine de Montpellier...[189] ».

La littérature n'est guère compatissante envers l'auxiliaire du médecin navigant. Le chirurgien naval Louis-Jules Saurel se plaint ainsi avec véhémence de l'incompétence des aides qui secondent le médecin naval sur le navire : « Une autre raison qui rend la chirurgie plus difficile, c'est le manque d'aides intelligents. Sur les grands bâtiments, le nombre des chirurgiens est plus considérable que ne l'exigent les besoins du service ; tandis que sur ceux d'un rang inférieur, qui sont les plus nombreux, le chirurgien n'a pas même un infirmier intelligent pour lui servir d'aide.

Il est obligé de se contenter d'un novice ou d'un apprenti-marin, toujours pris parmi les moins capables et les plus paresseux de l'équipage, de sorte que, pour faire exécuter ses prescriptions, il est obligé de faire lui-même office d'infirmier. Il y a longtemps que les chirurgiens de la marine ont demandé la création d'un corps d'infirmiers qui seraient formés dans les hôpitaux et s'embarqueraient ensuite sur les bâtiments de la flotte ; jusqu'ici leurs réclamations ont été vaines[190] ».

Il est vrai que l'auxiliaire du médecin naval, à d'être « intelligent », nécessite une formation spécifique, certes moins poussée que celle du chirurgien de bord, mais qui le prépare au moins à s'accommoder de la vie à bord, à connaître les « pathologies marines », ou à intervenir dans des espaces confinés et mouvants, comme le pont ou la cale.

Le pharmacien de marine

Les premières mentions de pharmaciens navigants datent de l'antiquité. Les clivages entre médecins et pharmaciens datent de l'époque romaine. On commençait même, alors, à distinguer

---

[189] Chrestien (André-Thérèse), *Lettre à M. le rédacteur en chef du journal « L'opinion nationale », au sujet d'un article de M. Malespine sur la médecine navale*, Montpellier, Imprimerie typographique de Gras, 1862, pp. 7-8

[190] Saurel (Louis-Jules), *Chirurgie navale ou études cliniques sur les maladies chirurgicales que l'on observe le plus communément à bord des bâtiments de guerre*, Paris, J.-B. Baillière, 1853, p. 14

les *herbarii*, qui fournissaient les plantes médicinales, et les *pigmentarii*, fournisseurs de drogues et matières premières. On distingue ensuite les *rhizotomes*, herboristes qui récoltaient les racines et les plantes, et les *pharmacopoles*, ancêtres des apothicaires, qui confectionnaient des préparations composées pour approvisionner les médecins préparateurs, ou directement les malades[191].

Il n'est toutefois pas certain si ces pharmaciens de la première heure étaient présents à bord des navires, ou s'ils se contentaient de livrer leurs produits avant l'embarquement. Au vu des - trop rares - sources consultées, la seconde hypothèse nous semble néanmoins bien plus probable.

Certains auteurs témoignent toutefois l'existence, aux côtés du chirurgien navigant, et donc à bord même du navire, d'un personnage chargé de préparer les médicaments. L'archiviste et historien français Auguste Jal[192] mentionne ainsi l'existence d'un manuscrit datant de 1515-1522, sorte de rôle d'équipage, dans lequel figurent un barbier et son valet, page ou mousse, mais qui serait en réalité un « barberot[193] », chargé d'exécuter et d'administrer les prescriptions du barbier, et en particulier de préparer les remèdes. En quelque sorte, ce personnage préfigurait l'apothicaire embarqué[194].

En réalité, les grandes expéditions de la fin du XVe siècle sont témoins de l'apparition d'un personnage nouveau à bord des navires : l'apothicaire[195] navigant. Christophe Colomb, Fernand Magellan, Jacques Cartier avaient tous embarqué un pharmacien, avec pour mission principale l'approvisionnement en substances et en préparations médicamenteuses, ainsi que

---

191 Dousset (Jean-Claude), *Histoire des médicaments des origines à nos jours*, Paris, Payot, 1985, p. 48

192 Né en 1795 et mort en 1873, son œuvre est essentiellement tournée vers les archives marines ; il avait d'ailleurs choisi comme emblème une croix formée d'une ancre et d'une plume, et comme devise *Alit Ancora Pennam*, « l'Ancre nourrit la Plume »

193 Avec une connotation péjorative, ce terme désigne un mauvais barbier

194 De Laguerenne (C.), Romieux (Y.), « Apothicaires et coffres de mer des origines à la fin de la navigation à voile », in *L'homme, la santé et la mer. Actes du colloque international tenu à l'Institut Catholique de Paris les 5 et 6 décembre*, Champion, 1997, p. 345

195 *Apotheke* signifiant « dépôt » en grec

tous autres produits destinés à soigner les affections « du bord ».

Dans cette nouvelle configuration, les médicaments sont désormais préparés à bord, à la demande du médecin. Cela nécessitait, outre la présence du pharmacien et éventuellement d'un préparateur assistant, l'organisation d'une logistique lourde, et en particulier le stockage des matières premières, en veillant à les protéger de l'humidité, la préparation des ustensiles, instruments pour broyer, mélanger, chauffer, purifier, sublimer, etc.

Plus généralement, les apothicaires de la marine « étaient chargés d'assurer l'approvisionnement en préparations et substances médicamenteuses destinées à soigner les affections du bord : la dysenterie, les fièvres, la syphilis et le scorbut. Ils contribuaient à l'amélioration de l'alimentation, à la conservation des aliments et participaient à la désinsectisation, dératisation[196] ».

L'apothicaire avait également pour mission de veiller à la bonne qualité de l'eau de boisson et de la nourriture, à la conservation des aliments, ainsi qu'à la désinsectisation et la dératisation[197] du bâtiment. Sous la supervision de l'apothicaire navigant, l'eau de boisson était stockée dans des fûts de chêne ou de hêtre vernissé, plombé et étamé. Pour assurer sa conservation, l'apothicaire y versait régulièrement du soufre, de l'acide sulfurique ou des baies aromatiques. L'apothicaire de la marine Poissonnier invente même une machine à distiller l'eau de mer, ce qui lui vaudra en 1763 la délivrance d'un brevet assorti d'une confortable rente de six mille livres[198].

---

[196] Burnat (P.), Chaulet (J.-F.), Chambonnet (F.), Ceppa (F.), Renard (C.), « De l'apothicaire au pharmacien des armées », in *Médecine et armées*, janvier 2008, p. 480

[197] Depuis l'antiquité, le rat était la hantise des marins, car il dévorait les provisions, rongeait les cordages et souillait l'eau de boisson. Lorsque le bactériologiste Alexandre Yersin découvre le bacille de la peste en 1894, on se rend compte de surcroit que l'espèce *Rattus rattus*, et sa puce *Xenopsylla cheopis* sont des vecteurs de la terrible maladie. La dératisation prend alors une autre dimension à bord des navires

[198] Cabanis (C.), « Pharmaciens français de la marine et de l'Outre-mer : Robert Touya », in *Revue d'histoire de la pharmacie*, 51ème année, n°178, 1963, p. 150

Le maître apothicaire M. Baumé, attaché à l'Académie Royale des Sciences, écrit à ce propos : « Depuis 1763 que M. Poissonnier a publié sa machine à distiller l'eau de mer, il en a été fait plus de quatre-vingt expériences, tant sur des vaisseaux du Roi, que du Commerce, & de la Compagnie des Indes. Ces expériences ont été attestées de la manière la plus avantageuse, par des procès-verbaux qui ont été déposés dans les bureaux de la Marine, dès l'année 1764.

Tous ceux qui ont fait usage de l'eau distillée par cette machine, s'en sont infiniment mieux trouvés que de l'eau de la cale, & n'ont absolument ressenti aucune incommodité. M. de Bougainville, dans la relation de son voyage autour du monde, dit même, d'une manière formelle, qu'il doit à l'usage de l'eau distillée par cette machine le salut de son équipage[199] ».

Il semblerait, au vu de la littérature marine, que l'apothicaire navigant soit bien plus prolifique en matière d'inventions, de découvertes, de mise au point de techniques, que le chirurgien naval. Cela était probablement lié à une formation plus théorique, davantage orientée vers la chimie et la physique, comparée au savoir plutôt empirique, pratique, du chirurgien naval.

L'apothicaire embarqué devait par ailleurs constamment veiller à la bonne qualité de l'air qui, vicié, devenait « moribifique ». A défaut de chasser les miasmes, il devait purifier l'air ambiant, et surtout dans les recoins les plus humides du navire, au fond des cales. A cet effet, il devait « faire brûler du goudron et du genièvre dans des « parfumoirs » ou des petits pains de poudre à canon, pétris avec du vinaigre.

A l'escale, il veille à ce que les vêlements soient changés avant de quitter le bord et fait distribuer à chacun un sachet contenant un mélange parfumé de thym, marjolaine, sauge, lavande, sarriette et hysope[200] ». On le voit bien ici, la bonne odeur était considérée comme une thérapie de premier plan.

En l'absence d'apothicaire à bord, c'est le chirurgien qui assurait l'ensemble des tâches que l'on vient de citer. A l'inverse,

---

[199] Baumé (M.), *Chymie expérimentale et raisonnée*, Tome III Paris, Librairie de la faculté de médecine, 1773, p.588

[200] Cabanis (C.), « Pharmaciens français de la marine et de l'Outre-mer : Robert Touya », in *Revue d'histoire de la pharmacie*, 51ème année, n°178, 1963, p. 150

mais c'était plus rare, l'apothicaire pouvait parfois embarquer à bord d'un navire pour y exercer la fonction de chirurgien. Certains apothicaires navals sembleraient ainsi s'être acquittés avec efficacité de cette charge : Lafiton, Desbins, Chaussât, Bonnamy, Boisteaux[201], ont su assurer la couverture sanitaire de l'équipage et des passagers, tenir les certificats de décès à bord, tenir le journal médical de bord, veiller à l'hygiène, et dans certains cas même, réaliser des autopsies.

Il faut toutefois souligner que l'apothicaire, qui était également épicier[202], était avant tout un commerçant. De ce fait, participer aux expéditions vers les Indes occidentales était pour lui une opportunité de ramener des épices et des drogues, et les revendre à prix d'or sur les marchés français, britannique, hollandais. Parfois même, des apothicaires de renom sont expressément mandatés par de riches seigneurs, pour embarquer vers de lointaines contrées à la recherche de remèdes miracles.

L'apothicaire navigant français Jean Mocquet (1575-1617) relate par exemple l'expédition organisée en 1403 par Louis XI. Le roi, se croyant atteint de la lèpre, avait en effet dépêché une expédition maritime et médicale « en l'Isle Vert et pays de Barbarie quérir aucunes choses qui touchoient très fort le bien et santé de sa personne[203]».

Apprenant que les indigènes des îles du Cap Vert traitaient avec succès les lépreux en les plongeant dans un bain de sang de grosses tortues de mer, il avait mandaté des apothicaires navigants pour vérifier la thérapie et ramener le remède. Les apothicaires s'acquittent convenablement de leur mission, mais ramènent le remède trop tard, le roi étant entre-temps brutalement décédé d'une hémorragie cérébrale[204].

---

201 Pour plus de détails, voir Adobati (M.), De Laguérenne (C.), Kerneïs (J.-P.), « Jean Lafiton, apothicaire navigant du port de Nantes (1680-1740) », in *Revue d'histoire de la pharmacie*, 80e année, n°294, 1992, p. 254

202 Au sens de négociant d'épices

203 Cabanis (C.), « Pharmaciens français de la marine et de l'Outre-mer : Robert Touya », in *Revue d'histoire de la pharmacie*, 51ème année, n°178, 1963, p. 149

204 Constat fait à partir du diagnostic rétrospectif de l'historien américain Paul Murray Kendall

Lors des grands voyages d'exploration des XVIIe et XVIIIe siècles, les apothicaires navals ont également eu l'occasion de dresser un inventaire rigoureux de la flore, de la faune et des minéraux dans les lointaines îles et territoires abordés. Cela a été l'occasion pour eux de constituer d'impressionnantes collections d'herbiers, de coquillages, de papillons, de fossiles, d'animaux exotiques.

Ces collections sont visibles aujourd'hui encore dans les musées d'histoire naturelle du monde entier. Ils auront ainsi été fidèles à leur devise, *In his tribus versantur*, « instruit dans les trois règnes », que sont le végétal, l'animal et le minéral[205].

C'est dans ce cadre que depuis 1767, les navires embarquent désormais officiellement des « pharmaciens naturalistes », qui vont parachever l'œuvre d'enrichissement des connaissances de l'Occident en matière de faune et de flore.

De fait, les travaux des apothicaires navigants français vont largement contribuer au développement de la botanique exotique en France mais également en Europe. Concrètement, on assiste à une éclosion des jardins botaniques, et notamment dans les villes portuaires, telles que Brest ou Rochefort. La comparaison des plantes de l'ancien et du nouveau monde, en particulier, permettra d'enrichir la botanique, désormais érigée en science.

Deux apothicaires navigants français vont marquer l'histoire de la navigation du début du XVIIe siècle. Le premier est Jean Mocquet (1575-1617), qui fut chargé par Henry IV de recueillir des raretés pour son cabinet. Entre 1601 et 1612, il effectue cinq longs voyages qui le mèneront en Afrique occidentale, au Cap-Vert, au Brésil, en Guyane, à Cumaná, au Portugal, au Maroc, au Mozambique, à Goa, en Syrie et en Palestine. Il en ramène une incroyable collection de curiosités, de singes, de perroquets, ainsi qu'un riche ensemble de plantes exotiques, dont certaines ont été replantées dans le jardin du Louvre.

Au retour de son dernier voyage, il est royalement récompensé, en étant nommé *Garde du Cabinet des singularités du roi*, et installé en grandes pompes au Palais des Tuileries[206].

---

[205] Symbolisés par un palmier, un serpent et des rochers

[206] Son avenir est alors assuré, avec les six cents francs de gages de son poste, ainsi qu'avec le fructueux commerce qu'il effectue pour son propre compte et notamment en revendant du précieux bois d'aloès

Jean Mocquet est d'ailleurs aujourd'hui encore reconnu comme le « précurseur des pharmaciens coloniaux[207] ».

L'autre grand apothicaire navigant connu est Louis Herbert[208] (1575-1627), considéré comme le premier colon français du Canada et de la Nouvelle-France[209]. Il exerçait la fonction d'apothicaire-épicier, avant de devenir apothicaire navigant sur des bâtiments français faisant voile vers le lointain Canada.

En France, le corps des apothicaires de la Marine est officiellement créé en 1767, pour être finalement dissous en 1965[210]. En 1793, l'appellation « apothicaire » est définitive-ment remplacée par celle de « pharmacien », encore en usage aujourd'hui.

Au début du XVIIe siècle, la présence des apothicaires navigants à bord des flottes de guerre est particulièrement bien organisée. Robert Touya écrit ainsi : « Des hôpitaux à la suite des armées navales (un pour une escadre de dix vaisseaux) seront représentés, précisément, par des navires armés en flûtes, c'est-à-dire sans artillerie, où il y aura un maître-apothicaire et deux aides[211] ayant à leur disposition des coffres à médicaments et des coffres d'ustensiles pharmaceutiques nécessaire à la préparation in *situ* des médicaments[212] ».

En 1631, le titre d'apothicaire de l'Amiral « pour servir auprès dudit Seigneur et Grand Maître de la Navigation » apparaît en France, une sorte de pharmacien militaire. A cette occasion, un maître apothicaire est attaché à l'état-major de chacune des deux grandes flottes de guerre françaises, celle du

---

207 De Laguerenne (C.), Romieux (Y.), « Apothicaires et coffres de mer des origines à la fin de la navigation à voile », in *L'homme, la santé et la mer. Actes du colloque international tenu à l'Institut Catholique de Paris les 5 et 6 décembre*, Paris, Champion, 1997, p. 347

208 Son père était lui-même apothicaire, attaché à Marie de Médicis

209 Il est aujourd'hui considéré comme l'ancêtre-géniteur de tous les canadiens français et compagnons de Samuel de Champlain

210 Burnat (P.), Chaulet (J.-F.), Chambonnet (F.), Ceppa (F.), Renard (C.), « De l'apothicaire au pharmacien des armées », in *Médecine et armées*, janvier 2008, p. 482

211 Trois aides selon Claude Cabanis ; voir Cabanis (C.), « Pharmaciens français de la marine et de l'Outre-mer : Robert Touya », in *Revue d'histoire de la pharmacie,* 51ème année, n°178, 1963, p. 149

212 Touya (Robert), *Les pharmaciens de la marine et d'outre-mer*, Thèse de doctorat

Ponant, composée des vaisseaux de l'Atlantique, et celle du Levant, comprenant les galères de la Méditerranée[213].

Encore une fois, et comme ce fut le cas pour la médecine navale de la Rome antique, la marine de guerre offre un cadre favorable au développement d'une pharmacie organisée, autonome, efficace.

La formation des apothicaires navigants du XVIIIe siècle était soumise au régime classique des corporations, décliné en trois temps : l'apprentissage, le compagnonnage et la maîtrise. En général, la profession se transmettait de père en fils au sein des familles bourgeoises : l'apprenti apothicaire était le plus souvent lui-même fils d'apothicaire, de médecin, de droguiste, voire d'épicier. Il suffisait de connaître le latin et la grammaire, mais on exigeait tout de même de l'apprenti qu'il ait fait trois ou quatre années « d'humanités ».

Cet apprenti, âgé de 16 à 25 ans, devait commencer par choisir un maître-apothicaire, dont il suivra les enseignements pendant une période de deux à quatre années. Tout au long de son apprentissage, il doit rémunérer son maître, qui en échange le loge, le nourrit, le blanchit et le forme. Au bout de ces années d'apprentissage, il devient compagnon, et doit effectuer son tour de France. Pour un apothicaire navigant, il s'agira d'embarquer sur un navire marchand ou un négrier. A la fin de son voyage, il est intronisé devant ses maîtres et devient officiellement apothicaire navigant[214].

Pendant les campagnes de Crimée (1853-1856), de Chine (1859-1868) et de Cochinchine (1861-1868), l'amirauté française se rend compte avec effroi que les soldats morts à bord des navires de guerre ont succombé bien plus au choléra et au scorbut que pendant les combats. Nous avions d'ailleurs dédié un

---

[213] Cabanis (C.), « Pharmaciens français de la marine et de l'Outre-mer : Robert Touya », in *Revue d'histoire de la pharmacie*, 51ème année, n°178, 1963, p. 149

[214] De Laguerenne (C.), Romieux (Y.), « Apothicaires et coffres de mer des origines à la fin de la navigation à voile », in *L'homme, la santé et la mer. Actes du colloque international tenu à l'Institut Catholique de Paris les 5 et 6 décembre*, Paris, Champion, 1997, p. 346

ouvrage à cette question de « l'ennemi invisible » des soldats et, qui nécessitait de revoir l'organisation sanitaire des troupes[215].

C'est dans ce cadre que la réforme Chasseloup-Laubat de 1866 décide que les élèves-pharmaciens de marine, formés dans les écoles de médecine navale, devront dorénavant être titulaires du diplôme de pharmacien délivré par les écoles supérieures de pharmacie de Paris, Strasbourg ou Montpellier, de même que les élèves-médecins de marine, devaient être titulaire d'un Doctorat dûment délivré par une Faculté de Médecine.

Après deux années d'études préparatoires, un concours leur conférait le titre d'aide-pharmacien et leur ouvrait droit à deux années de pratique, durant lesquelles ils étaient dispensés de navigation et de service aux colonies. Un congé de trois mois leur était alors accordé pour obtenir le titre universitaire de Pharmacien, devant une école supérieure de pharmacie.

Aujourd'hui, la marine française ne compte plus qu'une soixantaine de pharmaciens-chimistes[216], qui officient à terre. Ils assurent l'approvisionnement des hôpitaux en médicaments et en fournitures sanitaires, ils effectuent les analyses chimiques dans les arsenaux, ils gèrent les laboratoires de biochimie clinique, et travaillent dans les centres d'études et de recherche. L'ère des apothicaires navigants semble bel et bien terminée.

Finalement, on ne peut que rendre hommage à ce corps de métier méconnu. Les pharmaciens français Claude De Laguerenne et Yannick Romieux font le constat suivant : « On peut s'interroger sur le rôle que jouèrent les apothicaires de la marine dans l'évolution de son système de santé. Malgré une formation souvent précaire, ils contribuèrent à réaliser beaucoup de progrès dans l'alimentation, dans la conservation des denrées alimentaires, dans la dératisation, la désinsectisation mais surtout dans la recherche de nouvelles drogues, notamment exotiques, et l'amélioration de la confection des remèdes propres à soigner les affections du bord (scorbut, dysenterie,

---

[215] Bouhdiba (Sofiane), *L'ennemi invisible. La vérité sur la mort des soldats*, Paris, Pierre de Taillac, 2015

[216] L'appellation date de 1919, car ils doivent détenir trois certificats, dont deux de chimie

syphilis et les différentes fièvres qui ne sont, en réalité, que les symptômes apparents de diverses maladies[217] ».

Pour clore ce chapitre sur le pharmacien de marine, citons Claude Cabanis : « L'humble apothicaire, embarqué sur les vaisseaux du Roy, a évolué au cours des siècles pour faire naître l'officier de direction, dont l'autorité s'étend sur de vastes formations, d'importants laboratoires, et qui prend part aux recherches les plus avancées et les plus ardues de la science et de la technique moderne[218] ».

Le chirurgien-dentiste de marine

En France, un édit royal daté de mai 1699 institue une nouvelle catégorie de chirurgiens : les chirurgiens-dentistes, ou « experts Dentistes ». Les plus célèbres officient dans les cours royales pour soulager les douleurs dentaires des personnages influents. Citons Louis Lecluze, « chirurgien de Monsieur le Comte de Saxe et dentiste du Roi de Pologne », Claude Mouton et Étienne Bourdet, qui se succèderont en tant que chirurgiens-dentistes du Roi dans les années 1760.

Toutefois, c'est dans la marine de la fin du XVIIIe siècle que ce nouveau corps de métier va véritablement avoir l'occasion de se développer. En effet, la fréquence des affections de la bouche pendant les grandes traversées, dont le scorbut, dont on ignorait encore l'épidémiologie, va pousser les hôpitaux de la Marine à recruter de plus en plus de chirurgiens-dentistes « entretenus », sortes de dentistes de la santé publique, affectés dans les ports et à bord des vaisseaux.

C'est d'ailleurs en 1724 que l'hôpital maritime de Brest recrute le premier chirurgien-dentiste entretenu de la Marine, Martin Hugues. Quelques années plus tard, en 1736, l'hôpital

---

217 De Laguerenne (C.), Romieux (Y.), « Apothicaires et coffres de mer des origines à la fin de la navigation à voile », in *L'homme, la santé et la mer. Actes du colloque international tenu à l'Institut Catholique de Paris les 5 et 6 décembre*, Paris, Champion, 1997, p. 350

218 Cabanis (C.), « Pharmaciens français de la marine et de l'Outre-mer : Robert Touya », in *Revue d'histoire de la pharmacie*, 51ème année, n°178, 1963, p. 151

maritime de Rochefort recrute le chirurgien-dentiste Caperon[219]. Les chirurgiens-dentistes de marine sont ensuite progressivement embarqués à bord des plus gros navires.

Leur activité est bien réglementée, et leur rôle suffisamment délimité pour ne pas entrer en conflit avec celui du chirurgien de bord. Une décision du 25 octobre 1776 lui ordonne ainsi de délivrer du pain frais, tous les jours, aux matelots dont la bouche est malade ; ils doivent également veiller à ce que les marins se rincent la bouche au vinaigre chaque matin.

Un règlement du 1er janvier 1786 énonce en son article 31 : « Le chirurgien-major visitera tous les quinze jours la bouche des gens de l'équipage ». L'article 32 du même règlement adjoint au chirurgien-dentiste de vérifier l'état de la bouche des marins avant l'embarquement, afin d'éviter les épidémies de scorbut, que l'on croyait encore contagieux : « Aucun sujet scorbutique ne sera embarqué ». Les chirurgiens-dentistes sont également sollicités pour traiter les blessures du visage et de la mâchoire, fréquentes lors des combats navals.

Le coffre de mer, auquel nous consacrons un chapitre *infra*, contient d'ailleurs des produits spécifiques au chirurgien-dentiste, destinés notamment au traitement du scorbut et autres fongosités[220] : de l'eau vulnéraire balsamique[221], de la thériaque d'Andromaque, des gargarismes à l'alun, ou encore de l'huile de vitriol[222].

Le coffre contenait également des instruments spécifiques à la chirurgie dentaire, tels que des déchaussoirs, des leviers, des pélicans[223], des clefs pour l'exodontie, des limes, des pincettes,

---

[219] Péniguel (B.), « L'histoire du corps des chirurgiens-dentistes des armées », in *Médecine et armées*, 40, 5, 2012, p. 471

[220] Végétation charnue et molle apparaissant à la surface des muqueuses, et en particulier la bouche

[221] Solution médicamenteuse obtenue depuis le XVIe siècle par une action prolongée de l'alcool sur des plantes aromatiques, permettant notamment de soigner les plaies. On l'appelait aussi « eau d'arquebusier » ou « eau d'arquebusade » car on l'employait pour cicatriser les blessures d'arquebuses, particulièrement profondes, et que l'on croyait empoisonnées par la poudre

[222] Acide sulfurique

[223] Instrument d'extraction dentaire, dont l'extrémité ressemble au bec de l'oiseau

des fouloirs, des rugines[224], des instruments de détartrage comme des becs d'âne, des becs de perroquet, des crochets Z[225] et du fil d'or[226].

Les chirurgiens-dentistes de la marine restent rares, mais leur activité permet tout de même d'introduire les prémisses d'une certaine hygiène buccale à bord des navires. En 1859 par exemple, la poudre dentifrice au charbon et au quinquina, ancêtre du dentifrice, est introduite à bord des bateaux, et en 1872, le sac du matelot incorpore les premières brosses à dents. Par ailleurs, même lorsque l'on finit par comprendre que le scorbut n'est pas une affection dentaire, l'état de santé bucco-dentaire fait désormais partie du contrôle sanitaire systématique des marins avant l'embarquement.

Pendant la Grande Guerre, le statut d'infériorité des chirurgiens-dentistes reste malgré tout marqué. Le décret du 4 mars 1916, par exemple, autorise la Marine à « recruter des chirurgiens-dentistes pour seconder dans l'exécution du service technique, les médecins de Marine sous les ordres desquels ils sont placés[227] ».

Les chirurgiens-dentistes de la Marine sont ainsi assimilés à de simples médecins auxiliaires, comme l'étaient autrefois les officiers de santé. Un décret daté du 2 décembre 1916 finit par leur attribuer un rang - bien mérité d'ailleurs - d'officiers de 3e et 2e classe de la Marine, avec une possibilité d'avancement. La fonction a été depuis fortement valorisée dans la plupart des marines du monde. En France par exemple, un chirurgien-dentiste peut même accéder aujourd'hui au grade de Vice-Amiral[228].

---

224 Instrument pour décoller la muqueuse et le périoste de l'os

225 Employés pour nettoyer la partie intérieure des dents inférieures

226 Utilisé pour la contention, c'est-à-dire pour éviter la mobilité des dents après une intervention

227 Péniguel (B.), « L'histoire du corps des chirurgiens-dentistes des armées », in *Médecine et armées*, 40, 5, 2012, p. 474

228 *Décret N° 2008-933 du 12 septembre 2008 portant statut particulier des praticiens des armées*, in *Journal Officiel de la République Française*

Chapitre VIII
L'INFIRMERIE

Dans l'antiquité, le médecin navigant opérait directement sur le pont, faute d'espace. La marine s'organise toutefois progressivement au fil des siècles, et depuis le Moyen Age l'architecture des navires commence à prendre en compte un espace clos et indépendant destiné au médecin du bord.

Le chirurgien de marine loge généralement à côté ou dans l'infirmerie, afin de pouvoir être sollicité à tout moment, même la nuit. Le logement-infirmerie est le plus souvent situé dans l'entrepont, au centre du navire, ou dans la Sainte-Barbe[229].

Le logement en question est rudimentaire, du moins pour les médecins les moins gradés. Malespine témoigne ainsi : « Embarqué à bord d'un vaisseau ou d'une frégate, le chirurgien de 3e classe n'a pour tout ameublement qu'un hamac, et n'a d'autre asile, pour le recueillement et l'étude, qu'une chambre commune à vingt jeunes gens. Ne pouvant se livrer au moindre travail, il risque d'oublier le peu qu'il a appris[230] ». Ne l'oublions pas, le chirurgien n'était pas embarqué pour étudier, mais pour soigner.

L'infirmerie

Les locaux sanitaires étaient généralement installés dans les ponts inférieurs. Le chirurgien disposait d'un petit dispensaire à l'avant du faux-pont, sous le pont de canon inférieur, pour examiner les patients[231]. Le lieu servait également de salle

---

[229] Local situé à l'arrière du navire, où sont stockées les armes et la poudre

[230] Chrestien (André-Thérèse), *Lettre à M. le rédacteur en chef du journal « L'opinion nationale », au sujet d'un article de M. Malespine sur la médecine navale*, Montpellier, Imprimerie typographique de Gras, 1862, pp. 3-4

[231] Grant (R. G.), *Soldats de l'antiquité à nos jours*, Paris, Flammarion, 2007, p.189

d'opération, puisqu'il était isolé, ou du moins suffisamment éloigné du brouhaha du pont. L'infirmerie, où se reposaient les convalescents, était éclairée et aérée, et se situait dans la partie externe du bâtiment.

L'infirmerie, qu'on désignait souvent sous le nom de « théâtre » dans la littérature marine, comprenait des tables d'opérations et des fauteuils sanglés pour immobiliser les patients. Au paroxysme des combats, lorsque les blessés se comptent par dizaines, les chirurgiens se trouvent souvent dans l'obligation de quitter l'infirmerie pour opérer dans la cuisine.

L'un des problèmes majeurs qui se posent lorsque l'infirmerie est placée au centre du navire est l'éloignement des écoutilles, d'où l'absence d'éclairage naturel, les lampes à huile ne fournissant qu'une lumière blafarde et chancelante. En particulier, le chirurgien a alors le plus grand mal à détecter les projectiles logés à l'intérieur des chairs.

On considérait que les personnes malades à bord des navires devaient être isolées, afin d'éviter les risques de contagion, dans un espace particulièrement confiné. Il semblerait que, depuis l'antiquité, le faux-pont situé à l'avant du navire ait été le lieu privilégié affecté au logement des malades, de l'infirmerie, ou du cabinet du médecin. Au Moyen Age, sur les galères de la marine française, la chambre de proue servait par exemple à loger les cordages, le coffre du chirurgien, ainsi que le tollar[232], qui accueillait pêle-mêle les malades, les blessés, les mourants, les morts. Cela évitait également de gêner les manœuvres et les combats.

Le lieu n'était pourtant guère propice à accueillir des malades, car obscur, mal aéré, bas de plafond[233], étroit, peu confortable, difficilement accessible, et mal adapté aux interventions du médecin de bord, comme en témoigne le chirurgien naval M. Maugé, qui officiait à bord du navire royal l'*Expériment* : « Nos malades, rangés[234] dans l'entrepont, d'où l'on avait fait déloger l'équipage, n'avaient qu'une mauvaise natte de jonc qui leur tenait lieu de matelas. Qu'on se les figure

---

232 Du latin *tolerare*, souffrir

233 La hauteur d'un faux-pont varie de 1.51m à 1.72m

234 Noter l'expression, davantage adaptée à des objets qu'à des êtres humains

entassés au nombre de deux cents au moins, sous les chaleurs brûlantes de la ligne équinoxiale[235], dans un espace dix fois moindre que celui de l'hôpital le plus encombré.

Dans les visites, tant de jour que de nuit, que je faisais à ces malheureux, j'étais obligé de me glisser entre les cadres[236], presque à plat ventre, et à chaque instant les souillures, soit des vomissements, soit des déjections involontaires, venaient m'atteindre; il me fallait respirer l'haleine infecte et corrompue de la bouche des malades ou les miasmes qui s'exhalaient de la surface de leur corps, et chercher à les reconnaître dans l'obscurité la plus profonde à l'aide d'une lampe sépulcrale qui défigurait plutôt les traits des malades qu'elle n'en montrait les véritables caractères[237] ».

Cette malheureuse description n'est pas sans rappeler la situation misérable des captifs autrefois entassés à fond de cale, en « spoon position », tout au long du terrible *middle passage*[238].

Le médecin naval français Camille Édouard Delacour décrit ainsi l'infirmerie du navire-prison la *Sybille*, sur laquelle il est affecté vers le milieu des années 1860 : « L'hôpital est situé sur la partie avant de la batterie, dont il est séparé par une cloison en planches. A l'origine, cet hôpital était commun au personnel libre et aux transportés[239] ; de là, de nombreux inconvénients dont le plus grand était l'insuffisance du local. En effet, c'est à peine si l'hôpital de la *Sybille* pouvait contenir six lits dressés ; on était alors obligé de faire établir des lits supplémentaires dans un des compartiments de la batterie.

Les malades ainsi couchés étaient soumis à l'aération de la batterie, quelquefois insuffisante, au point de vue de l'hygiène générale du bâtiment, mais toujours assez énergique pour

---

[235] Equateur

[236] Sorte de lit suspendu au moyen de cordes, peu employé car il nécessite l'espace de deux hamacs

[237] Fonssagrives (Jean-Baptiste), *Traité d'hygiène navale, ou De l'influence des conditions physiques et morales dans lesquelles l'homme de mer est appelé à vivre et des moyens de conserver sa santé*, Paris, J.-B. Baillère, 1856, pp. 102-103

[238] Bouhdiba (Sofiane), *Gorée, porte sans retour. La mortalité des captifs à bord des navires négriers*, Paris, L'Harmattan, 2014, pp. 45-46

[239] Les détenus

exposer les malades à de violents courants d'air, exerçant le plus souvent une influence fâcheuse sur la marche de la maladie. Sur la frégate l'*Iphigénie*, on avait suppléé à l'insuffisance de lits en suspendant des hamacs dans l'hôpital ; il résultait de cette mesure un encombrement tout à fait en disproportion avec l'étendue du local, une confusion extrême dans le service hospitalier[240] ». Par ailleurs, les hamacs ne conviennent pas à certains malades, et notamment ceux qui doivent conserver leurs membres fracturés en extension.

En 1810, le chirurgien de première classe de la marine, Sper de Granville, innove en proposant de déplacer les infirmeries du faux-pont vers la batterie-avant[241] : « Il existe, à partir des cuisines jusqu'aux sabords de chasse, un espace de 9M,50 de largeur et de 7 mètres de longueur, qui peut contenir vingt-cinq cadres et autant de hamacs ; qu'on le suppose hermétiquement fermé à l'aide de châssis volants semblables à ceux de la grande chambre ; qu'on y pratique du côté de bâbord une porte gardée par une sentinelle, et l'on aura l'endroit le plus propre à faire un hôpital[242] ».

Il est vrai qu'en rehaussant d'un étage l'infirmerie on améliorait sensiblement la circulation de l'air et l'éclairage. Cela permettait également un accès plus facile aux matelots qui nettoyaient, et surtout au chirurgien et ses assistants. Toutefois, les malades occupaient alors l'espace nécessaire à au moins deux ou trois pièces d'artillerie. En temps de guerre, les chirurgiens devaient être à tout moment prêts à évacuer l'infirmerie pour installer les malades à l'abri, et pour préparer les pièces d'artillerie.

Le chirurgien naval Jules Rochard décrit la procédure : « Le premier soin à prendre, par le service de santé, consiste à évacuer l'hôpital pour dégager la batterie dans laquelle il est

---

240 Delacour (Camille Édouard), *De la transportation en Nouvelle-Calédonie. Etude au point de vue de l'hygiène*, Montpellier, Jean Martel Aîné, 1872, pp. 14-15

241 Plate-forme supportant les pièces d'artillerie, située au-dessus du faux-pont, à l'avant du bâtiment

242 De Granville Sper (F.), *Essai sur le service de santé nautique ; dissertation présentée et soutenue à la Faculté de médecine de Paris*, Paris, Imprimerie de Didot jeune, 1810, p. 20

placé : les cloisons en sont démontées par les soins de l'officier chargé de cette batterie, qui doit faire, en même temps, descendre dans le faux-pont, les tables, médicaments et autres objets qu'il renferme, ainsi que les malades. C'est au chirurgien-major à lui désigner ceux qui doivent y être transportés. Parmi les hommes qui figurent sur ses listes, les uns sont simplement exemptés de service, pour des indispositions ou des blessures légères[243] ».

Par ailleurs, on peut se demander si le fait de vivre à côté des canons n'était pas dangereux, sans oublier les risques liés à l'habitude d'éclairer avec des lanternes à proximité immédiate de la poudre.

Au XIXe siècle, les étages inférieurs des navires étaient considérés comme des lieux fétides, miasmatiques, dangereux. Cette hantise des bas-fonds, non dénuée de sens après tout, sous-tendait les revendications de porter l'infirmerie vers les étages supérieurs, au-dessus du faux-pont.

Pierre François Keraudren écrit en 1824, lorsqu'il était médecin en chef des armées navales : « Le défaut de circulation et du renouvellement de l'air dans la cale, le faux-pont, et même dans la première batterie, les émanations que fournissent les différentes matières qui constituent les approvisionnements maritimes, l'altération de l'eau dans les pièces, la décomposition de celle qui se rassemble au fond de la cale, les gaz fétides et délétères qui s'en élèvent, la fermentation des substances animales et végétales qui composent les vivres des équipages, les exhalaisons de tant d'êtres réunis dans un si petit espace, telles sont les causes qui tendent constamment à vicier l'air de l'intérieur des vaisseaux[244] ».

La thèse de Sper de Granville, véritable plaidoyer envers une surélévation de l'infirmerie, sera appuyée par un autre médecin

243 Rochard (Jules), *Du service chirurgical de la flotte en temps de guerre. Dispositions à prendre, pour le combat, a bord des différents navires. Soins à donner aux blessés dans les batailles navales et dans les débarquements*, Paris, J. B. Baillière, 1861, p. 36

244 Keraudren (Pierre François), *Mémoire sur les causes des maladies des marins et sur les soins à prendre pour conserver leur santé dans les ports et à la mer*, Paris, Imprimerie royale, 1824, p. 3

naval de renom, le docteur J. L. Le Helloco[245]. Elle finit par retenir l'attention des autorités maritimes, comme le souligne le chirurgien naval Jean-Baptiste Fonssagrives : « L'article 84 de l'ordonnance du 12 février 1823, qui a assigné invariablement, pour emplacement à l'hôpital, la partie avant de la batterie sous le gaillard, a été accueilli avec une vive joie par les médecins de la marine, auxquels il a donné, en temps ordinaire, le moyen de traiter plus convenablement leurs malades[246] ».

Sur les navires cuirassés, l'hôpital était sur le pont, avant d'être installé dans la batterie avant. L'historien et bibliothécaire nantais Charles-Germain-Marie Bourel de la Roncière écrivait ainsi à la fin du XIXe siècle, avec l'apparition des premiers cuirassés : « L'hôpital était possible sur le pont large et dégagé des anciennes frégates blindées, et les médecins de la marine avaient applaudi à cette innovation imaginée sur la *Gloire*, et conservée sur la plupart des types dérivés de ce premier modèle ; mais dans le cas présent, la forme pointue de l'avant, la forte rentrée des œuvres mortes[247] à cette extrémité, l'étroitesse consécutive du gaillard, l'encombrement du pont, qui en est la conséquence, et l'exiguïté de l'espace disponible, entraînaient nécessairement l'abandon de cet emplacement. Revenu dans la batterie haute, l'hôpital est réellement à sa place, et nul autre point de l'avant ne s'accorderait mieux à cette destination[248] ».

L'article 1068 de l'Ordonnance du 25 mars 1765[249] prescrivait par ailleurs de « séparer les malades du reste de l'équipage, de les tenir dans une grande propreté, de fournir à

[245] Helloco (J.-L.), *Considérations générales sur quelques points d'hygiène et de médecine navales*, Thèses de Montpellier, 1822, n°47

[246] Fonssagrives (Jean-Baptiste), *Traité d'hygiène navale, ou De l'influence des conditions physiques et morales dans lesquelles l'homme de mer est appelé à vivre et des moyens de conserver sa santé*, Paris, J.-B. Baillière, 1856, pp. 104-105

[247] Parties émergées de la coque, situées au-dessus de la ligne de flottaison.

[248] De la Roncière (Charles-Germain-Marie Bourel), *Archives de Médecine Navale*, avril 1875, p. 263

[249] *Ordonnance du Roi, concernant la Marine. Du 25 mars 1765*, Paris, Imprimerie royale, 1765

chacun d'eux un cadre ou un hamac, et de les veiller et de les secourir constamment dans leurs besoins[250] ».

Même en temps de paix, le médecin naval semble avoir les plus grandes difficultés à exercer correctement son art sur un navire, et notamment à cause du bruit et du mouvement naturels inhérents à toute forme de navigation. Au début du XIXe siècle, René-Théophile-Hyacinthe-Laënnec révolutionne l'auscultation médicale, en posant le principe de l'image acoustique. Il parvient à établir une corrélation entre la perception auditive et la lésion qu'elle objective[251]. Ecouter le patient devient le moyen moderne de poser le diagnostic. L'auscultation, qui mobilise le plus souvent l'ouïe du praticien, devient aléatoire dans de telles conditions.

Le chirurgien naval français Louis-Jules Saurel témoigne ainsi, vers le milieu du XIXe siècle : « Tous les médecins qui ont navigué savent qu'à la mer il est presque toujours impossible de pratiquer avec fruit l'auscultation et la percussion ; le roulis et le tangage font perdre au médecin son équilibre; le craquement des boiseries et des cloisons, les bruits de l'intérieur du navire empêchent de saisir les bruits normaux ou pathologiques produits par la circulation ou la respiration : de là, une plus grande difficulté dans le diagnostic et le traitement des maladies de poitrine[252] ».

Lorsque la mer est agitée, la situation se complique pour le médecin naval. Le docteur Saurel poursuit ainsi : « C'est pendant les grands mauvais temps que surviennent les accidents qui nécessitent les opérations d'urgence ; souvent alors le chirurgien a beaucoup de peine à conserver une position assez stable pour pouvoir opérer avec sécurité. La phlébotomie[253], cette opération si simple, est quelquefois elle-même rendue

[250] Fonssagrives (Jean-Baptiste), *Traité d'hygiène navale, ou De l'influence des conditions physiques et morales dans lesquelles l'homme de mer est appelé à vivre et des moyens de conserver sa santé*, Paris, J.-B. Baillière, 1856, pp. 101-102

[251] Lemire (Michel), *Artistes et mortels*, Paris, Chabaud, 1990, p. 244

[252] Saurel (Louis-Jules), *Chirurgie navale ou études cliniques sur les maladies chirurgicales que l'on observe le plus communément à bord des bâtiments de guerre*, Paris, J.-B. Baillière, 1853, p. 13

[253] Saignée, encore largement pratiquée au XIXe siècle

difficile : le plus souvent il n'y a pas de lit pour faire coucher le malade , il faut donc le faire asseoir sur un siège qui n'a point de fixité ; alors survient un coup de roulis imprévu qui renverse le médecin ou son malade, ou fait rouler sur le plancher tous les objets préparés pour l'opération[254] ».

Jusqu'au début du XXe siècle, l'architecture de l'infirmerie des navires posera problème. Le médecin sanitaire maritime Frank Clair décrit ainsi les hôpitaux de bord des paquebots navigant à Madagascar, au début du XXe siècle : « Sur les bateaux de Madagascar est installé à tribord-avant une cabine-hôpital de douze couchettes. Elle est malheureusement trop étroite et l'air n'y circule pas suffisamment. Bien souvent, la grande quantité de passagers de pont se tenant sur le gaillard d'avant et quelquefois aussi l'état de la mer nécessitent la fermeture des petits panneaux vitrés permettant le renouvellement de l'air par en haut.

L'exiguïté de ce local est telle, qu'il n'est pas facile de se mouvoir entre les deux rangées de couchettes superposées deux par deux et ce n'est que malaisément qu'on peut se livrer à une intervention quelconque sur les malades. A notre arrivée à bord nous avons fait supprimer, dans cet hôpital, la sparterie[255] et le linoléum[256] que les malades, peu soucieux de la propreté ou trop faibles pour utiliser les récipients mis à leur disposition, souillaient à chaque instant. Le sol simplement cimenté présentait une légère inclinaison pour l'écoulement par les dalots[257], de l'eau des fréquents lavages. Il convient de donner une particulière attention à ces mesures d'hygiène, surtout dans les faux ponts où sont disposées les couchettes de passagers rapatriés ou se rendant aux Colonies[258] ».

---

[254] Saurel (Louis-Jules), *Chirurgie navale ou études cliniques sur les maladies chirurgicales que l'on observe le plus communément à bord des bâtiments de guerre*, Paris, J.-B. Baillière, 1853, p. 13

[255] Paillasse

[256] Tapis de feutre verni qu'on enduisait de bitume pour rendre étanche

[257] Trou percé dans la paroi du navire, au-dessus de la ligne de flottaison, pour permettre l'écoulement des eaux embarquées

[258] Clair (Frank), *La médecine à bord. Notes recueillies au cours de dix-huit années de navigation*, Paris, Vigot frères, 1910, pp. 4-5

Les navires-hôpitaux

Au début du XVe siècle, les cités maritimes italiennes commencent à produire des règlements sanitaires plus ou moins efficaces : nomination de responsables sanitaires, instauration de conseils de santé, création de corps de fossoyeurs, surveillance des entrées des villes, autant de décisions, avant-gardistes et non dénuées de sens, visant toutes à protéger les populations contre les épidémies provenant de l'extérieur. Les bases de la quarantaine sont posées.

En réalité, le principe de la quarantaine est né du grand débat qui opposait les miasmatiques aux contagionnistes : pour les premiers, les germes répandus dans l'air par les malades infectaient les personnes saines qui respiraient ces « miasmes pestilentiels[259] » ; la seule protection envisageable était alors de purifier l'air avec des plantes aromatiques, du feu, voire une simple bougie[260].

Pour les contagionnistes en revanche, il importait surtout d'isoler les malades afin de protéger les personnes saines[261]. Le principe de la théorie de la contagion est clairement posé par le médecin italien Girolamo Fracastor, avec la publication en 1546 à Venise, de son œuvre magistrale, *De contagionibus et contagiosis morbis*. Si l'isolement se faisait d'abord dans des cabanes de bois destinées à être plus tard brûlées, la fin du Moyen Age verra progressivement la naissance de centres de quarantaine pérennes, parfois équipés de commodités et d'équipement destiné à purifier hommes et marchandises[262].

---

[259] Les miasmes étaient autrefois assimilés à des exhalaisons émanant des cadavres en décomposition, ou des effluves montant de la terre, des marais et des étangs. La médecine hippocratique considérait que ces émanations flottaient dans l'air, et lorsqu'elles pénétraient à l'intérieur d'un organisme humain, au travers de la respiration, elles causaient des pestes (*pestis*, au sens large du terme)

[260] Bouhdiba (Sofiane), *Pavillon jaune. Histoire de la quarantaine de la Peste à Ebola*, Paris, L'Harmattan, 2016, p. 11

[261] Brossolet (Jacqueline), Mollaret (H.), *Pourquoi la peste ? Le rat, la puce et le bubon*, Paris, Gallimard, 1994, p. 55

[262] Bouhdiba (Sofiane), *Pavillon jaune. Histoire de la quarantaine de la Peste à Ebola*, Paris, L'Harmattan, 2016, pp. 11-12

Dans son principe, la quarantaine consiste ainsi à isoler l'autre, l'étranger, le voyageur, et à prévenir tout contact avec la population saine. On enferme le voyageur dans son auberge, la ménagère dans sa maison, le marin dans son bateau. C'est dans ce contexte de phobie contagionniste que les navires-hôpitaux apparaissent au XVIe siècle. Destinés à soigner autant qu'à isoler les marins malades, ils ne sont finalement qu'une forme de délocalisation de l'infirmerie de bord, désormais jugée malsaine.

En 1588, au cours de la sanglante bataille navale opposant la flotte anglaise à l'Armada espagnole, il faudra que les marins britanniques soient littéralement décimés par une maladie inconnue[263], pour que l'amirauté se décide enfin à consulter le collège des médecins, et à réquisitionner deux membres de la rédaction du *Pharmacopeia Londinensis* pour enquêter sur les faits[264].

Les scientifiques anglais se rendent compte que les marins espagnols étaient en meilleure santé car l'Armada était bien plus médicalisée : les 130 navires espagnols avaient à leur bord 85 chirurgiens accompagnés de leurs assistants. Ils disposaient surtout de deux navires-hôpitaux, qui se tenaient à distance du reste de la flotte, et accueillaient à leur bord les malades contagieux et les blessés[265].

Dans les années 1620, les capitaines Nathaniel Butler[266] et John Penington[267] demandent en vain une médicalisation plus sérieuse de la flotte britannique. Il faudra attendre longtemps avant que la Royal Navy se dote de navires-hôpitaux, au même titre que les Espagnols.

En 1757, le médecin naval écossais James Lind propose même d'assigner systématiquement à chaque flotte un « slop

---

[263] En fait, il semblerait qu'il se soit plutôt agi d'une grave intoxication alimentaire

[264] Osborne (M.), « Médecine navale », in *Dictionnaire de la pensée médicale,* Paris, Presses Universitaires de France, 2004, p. 777

[265] Osborne (M.), « Médecine navale », in *Dictionnaire de la pensée médicale,* Paris, Presses Universitaires de France, 2004, p. 778

[266] Nathaniel Butler (1577-1639), corsaire ; il fut également Gouverneur des Bermudes

[267] John Penington (1584-1646), futur amiral de la marine royale britannique

ship », navire distinct des autres, et à bord duquel les nouvelles recrues pourraient se laver et recevoir des vêtements propres avant d'entamer leur service[268]. Cette pratique permettra de réduire l'incidence du typhus, puisque les vêtements pouilleux ne sont plus mis en contact avec les marins sains.

L'idée des navires-hôpitaux ne semble pas avoir fait d'émules, probablement du fait du coût exorbitant lié à un navire additionnel dans une flotte, et peut-être aussi à cause des difficultés de transborder des marins malades d'un bateau à l'autre, notamment en haute mer.

Les historiens James Eveillard et Patrick Huchet témoignent toutefois de l'usage de navires-hôpitaux par les marines marchandes de la fin du XIXe siècle : « La société des Œuvres de Mer, dont les statuts indiquent qu'elle se propose de *porter secours matériels, médicaux, moraux, religieux, aux marins de la grande pêche*, c'est-à-dire sur les bancs de l'Atlantique Nord, affrète, dès janvier 1897, deux goélettes de 300 tonneaux, le *Saint-Pierre*, pour Terre-Neuve, et le *Saint-Paul*, pour l'Islande.

Ces navires apportent aux marins isolés non seulement les soins médicaux indispensables à leur très dur métier mais aussi le réconfort moral du courrier de leurs familles dont ils étaient jusque-là privés. Ainsi, en trente-neuf campagnes, les navires-hôpitaux, dont le *Saint-François-d'Assise* puis la *Sainte-Jehanne*, ci-dessus à quai à Lorient, offrent 32 000 journées d'hôpital, 13 200 consultations médicales en mer et recueillent 426 marins naufragés tout en distribuant près de 1 200 000 lettres[269] ».

---

[268] Lind (James), *An Essay on the Most Effectual Means of Preserving the Health of Seamen, in the Royal Navy: Containing Directions Proper for All Those who Undertake Long Voyages at Sea, or reside in unhealthy situations*, Londres, D. Wilson, 1757 ;

[269] Eveillard (James), Huchet (Patrick), *Il y a un siècle. Une médecine si étrange*, Rennes, Editions Ouest-France, 2008, p. 137

Chapitre IX
LE COFFRE DE MER

Le « coffre de mer » était si fréquemment mentionné dans les journaux de bord et dans la littérature marine d'une manière générale, que nous avons estimé qu'il était nécessaire de lui consacrer un chapitre à part entière.

Le coffre du chirurgien

Le chirurgien navigant dispose de « coffres de mer », contenant les instruments de chirurgie, les médicaments usuels, ainsi que les divers consommables, tels que pansements ou le fil à coudre.

Dans certains cas même, le chirurgien disposait de deux coffres, l'un pour la chirurgie et l'autre pour la pharmacie. De grandes dimensions, lourds, bardés de cuir et de fer, les coffres pouvaient contenir jusqu'à 150 produits différents, qui variaient en fonction de la destination du navire, de l'activité de l'équipage, du nombre de personnes à bord, ou encore de la durée de la navigation.

Par exemple, le coffre embarqué à bord d'une frégate devait être particulièrement fourni en extracteurs de balles et en pansements, alors qu'un bâtiment effectuant une mission scientifique devait plutôt contenir des médicaments contre les « fièvres des îles » et autres pathologies exotiques.

Le coffre de mer pouvait constituer des enjeux importants. En 1626 par exemple, le *Majesty's Most Honorable Privy Council*[270] ordonne à la marine britannique de commander auprès de la compagnie des chirurgiens barbiers des coffres de médicaments spécifiques aux navires. Le marché sera finalement arraché par la Société des Apothicaires. En quittant

[270] Organe chargé, depuis le XVe siècle, de conseiller la monarchie anglaise

la compagnie en 1643, John Woodall fera d'ailleurs fortune, peu de temps avant de mourir, en s'attribuant le contrat de la fourniture des coffres à médicaments de la marine royale[271].

Certains ports, tel celui de Rochefort dans les années 1760, disposaient même de coffres de mer uniformes, contenant tous une centaine de drogues simples et composées. Cela facilitait certes la gestion des commandes, et permettait à l'administration portuaire de réaliser de substantielles économies d'échelle, mais pouvait se révéler catastrophique, certaines expéditions se retrouvant à manquer de médicaments de base, d'autres se retrouvant avec des stocks inutiles, qui seront finalement détruits à la fin du voyage.

Le plus souvent, le coffre de mer devait être fourni par le chirurgien lui-même, à ses frais. Toutefois, il était d'usage que les autorités - le roi par exemple - octroient une prime pour aider le médecin à l'achat et à l'entretien du coffre. A. Lefèvre, qui fut directeur du service de santé au port de Brest témoigne ainsi que, dans les années 1710, « Il était d'habitude, depuis longtemps, à Brest et à Toulon, d'accorder aux chirurgiens de marine un sol par homme d'équipage sur les navires où ils étaient embarqués. Cette rétribution était destinée à couvrir les frais d'achat et d'entretien des instruments à leur usage, dont la dépense restait à leur charge pendant la durée de leurs services[272] ».

Sachant qu'un coffre de mer de qualité moyenne coûtait à l'époque 100 livres, soit 2000 sols[273], cette prime royale était considérée comme une contribution non négligeable, sur un vaisseau de 700 hommes par exemple.

Le coffre de mer était systématiquement contrôlé avant le départ du navire. L'ordonnance de marine éditée par Colbert en 1681[274], par exemple, précise en son article IV que « Le coffre

---

[271] Il sera accompagné d'une sorte de mode d'emploi, *Le second chirurgien, ou traité exposant de façon simple et certaine le contenu du coffre de médicaments*

[272] Lefèvre (A.), *Histoire du service de santé de la marine,* in *Archives de Médecine Navale*, Tome I, Paris, J.-B. Baillière, 1864, pp. 421-422

[273] La livre parisis, ou livre de Paris, était subdivisée en 20 sols

[274] L'Ordonnance royale de 1681, dite aussi Ordonnance de Colbert, codifie les usages en matière de transports maritimes. Avant cette ordonnance

doit être visité avant le départ par le plus ancien maître chirurgien du lieu et par le plus ancien apothicaire, à condition qu'il n'ait pas fourni les médicaments[275] ».

L'article VI de la même ordonnance précise plus loin que « Les chirurgiens seront tenus de faire la visite de leur coffre, trois jours au moins avant que de faire voile ; et les maîtres chirurgiens et apothicaires, d'y procéder vingt-quatre heures après qu'ils en auront été requis, à peine de trente livres d'amende et des intérêts du retardement. Il est juste en effet que la visite du coffre soit faite trois jours au moins avant le départ du navire, afin d'avoir le temps de remplacer les instrumens défectueux et les drogues de mauvaise qualité, ou de suppléer à ce qui y manque.

D'un autre côté les chirurgiens et apothicaires visiteurs ne doivent pas, par mauvaise humeur ou autrement, retarder la visite ; c'est pourquoi cet article les enjoint à y procéder dans les vingt-quatre heures qu'ils en sont requis, sur peine de trente liv. d'amendes et des dommages et intérêts du retardement[276] ».

Une ordonnance du 15 avril 1689 précisera en son article X que « Aussitôt que le vaisseau sera arrivé dans la rade pour désarmer, le chirurgien remettra les coffres à l'écrivain du Roi qui les fera porter dans le magasin général où ils seront visités par les médecins et chirurgiens du port. Les remèdes qui se trouveront gâtés seront jetés à la mer et les autres portés à l'hôpital pour le service des malades ».

La visite du coffre reste obligatoire jusqu'au début du XVIIIe siècle, puisque l'article VI du Règlement de 1717 stipule que « Le coffre de chirurgie sera visité par les chirurgiens et apothicaires qui seront nommés à cet effet par l'Amiral, et il ne sera payé que 20 sols pour ladite visite, à

---

historique, les apothicaires des hôpitaux militaires étaient sous l'autorité directe des congrégations religieuses

275 Osmont (C.), *Ordonnance de la marine, du mois d'aoust 1681, commentée et conférée sur les anciennes ordonnances, le droit romain, & les nouveaux règlements*, Paris, 1714

276 Valin (René-Josué), *Nouveau commentaire sur l'ordonnance de la marine, du mois d'août 1681*, La Rochelle, Jérôme Legier, 1760, p. 478

chacun desdits chirurgiens et apothicaires[277] ». Ce texte montre que, sous l'Ancien Régime, les apothicaires pouvaient exercer des responsabilités au même titre que les chirurgiens.

Nous avons trouvé, dans les Archives de la Marine de Brest, de nombreux extraits du registre des visites des coffres des maîtres chirurgiens navigants. Nous en reproduisons ici deux, relatifs à des navires partant pour la pêche à la « morue verte[278] » sur le Grand Banc de Terre-Neuve.

Le premier, signé du greffier de la communauté des maîtres chirurgiens, Bonneux, énonce : « Le seizième Jour d'avril mil six cent quatre vingt quinze nous soussigné avons visité le coffre de médicaments dans le vaisseau Le Désir qui doit servir pour le voyage de Terre-Neuve du port de quatre-vingt tonneaux ou environ armé de six pièces de canons et de dix huit hommes d'équipage commandé par le Sieur Étienne Meslé lequel est suffisamment rempli de bons médicaments et d'instruments propres à faire les opérations de chirurgie a l'exception de quelques remèdes qui manquaient que nous avons recommandé au capitaine de prendre. Faict à bord du dit navire ledit an que dessous Meslé Baugrand Duqueriel et moi greffier de la communauté des maîtres chirurgiens de cette dite ville. [Signé:] BONNEUX ».

Le deuxième extrait est signé du même Bonneux : « Ledit jour nous soubsigné avons visité le coffre de médicaments que doit embarquer Jacques Aubry chirurgien navigant sur le vaisseau Le duc d'Orléans du port de trois cent cinquante tonneaux armé de trente pièces de canons cent vingt hommes d'équipage commandé par le sieur Desdous pour faire le voyage du Petit-Nord à la pêche lequel coffre nous avons trouvé suffisamment rempli de bons médicaments instruments propres à faire les opérations de chirurgie en foi de quoi nous [rature] avons fermé cacheté ledit coffre et mis la clef entre les mains de l'officier soussigné qui a été présent à ladite visite faite à Saint-Malo ce dit jour et an que devant Girard Baugrand, Jacques

---

[277] Valin (René-Josué), *Nouveau commentaire sur l'ordonnance de la marine, du mois d'août 1681*, La Rochelle, Jérôme Legier, 1760, p. 477

[278] La pêche à la « morue verte » se fait sur des navires en pleine mer, principalement sur le Grand Banc de Terre-Neuve au Canada

Aubry Duquereil et moi greffier de la communauté des maîtres chirurgiens de cette ville. [Signé:] BONNEUX ».

Si le coffre du chirurgien faisait l'objet d'une règlementation aussi sévère, c'est probablement dû au fait qu'il faisait l'objet de trop nombreux abus. En effet, les chirurgiens les moins scrupuleux n'hésitaient guère à conserver des outils usés, ces lames émoussées ou rouillées, afin d'éviter d'en acheter de nouveaux. Parfois même, ils revendaient leur matériel neuf et certains médicaments, gardant des produits périmés ou de moindre qualité. Afin de contourner le règlement, certains chirurgiens poussaient même la cupidité jusqu'à emprunter ces outils, le temps de passer la visite.

Il semblerait que ce soient surtout les chirurgiens embarqués « à la sauvette », au dernier moment, qui s'adonnaient à de telles pratiques. Pour les contrer, les autorités ont mis en place des règlements. Parmi ceux-ci, citons l'ordonnance du 14 février 1686, qui donne obligation aux chirurgiens de « tenir un registre sur lequel ils inscriraient, journellement, les noms des malades qu'ils auraient traités, la nature de leur maladie, la dose de chaque remède qu'ils prescriraient. Au désarmement, les coffres devaient être portés au magasin général pour être visités par le médecin et le chirurgien du port. Les remèdes altérés devaient être jetés à la mer et les autres portés à l'hôpital pour le service des malades ».

Un siècle plus tard, une ordonnance de 1768 stipule que « Pour prévenir le changement des médicaments et instruments de chirurgie après ladite vérification dudit coffre de chirurgie et approuvé dans la forme ci-dessus prescrite, il sera déposé au greffe de l'Amirauté pour n'en sortir qu'au moment de l'embarquement du capitaine auquel à cette fin, le dit coffre sera remis par le greffier avec la clé pour ensuite le confier au chirurgien lorsqu'il sera rendu à bord, défendons de descendre le dit coffre à terre et d'en changer les drogues et instruments à peine de trois cent livres d'amende solidaire contre l'armateur, le chirurgien et le capitaine ».

Les principaux instruments du coffre du chirurgien sont les bistouris, les scalpels, les cathéters, les ciseaux, les tire-balles,

les spéculums oris[279], les aiguilles, les pinces, les scies pour amputation, les couteaux, les vilebrequins, les trépans, les seringues et les siphons[280]. Tous ces instruments étaient déclinés en plusieurs tailles, l'ensemble formant une lourde masse d'acier.

Nous avons souvent eu l'occasion de répertorier le contenu de telles mallettes de chirurgiens de marine, conservés dans les musées d'histoire de la médecine de Paris, Boston, Venise, Lisbonne, Salvador de Bahia. La même impression se dégageait à chaque fois des luxueux coffres, fabriqués en cuir et en bois précieux[281] : un ordre quasi parfait, qui traduisait le travail méticuleux du chirurgien, mais également la terreur que devait provoquer la vue des lames et des scies.

Les médicaments étaient conservés dans d'autres coffres, de dimensions plus grandes : drogues simples extraites de végétaux (réglisse, camomille, rhubarbe, benjoin, amandes), sels, miels, sirops, huiles, baumes, onguents, fioles de laudanum de Sydenham[282]. S'il figure parmi l'équipage, c'est l'apothicaire major navigant, ou l'apothicaire, qui propose au chirurgien du bord la composition du coffre de pharmacie.

Quelques bouteilles de rhum complétaient la panoplie du chirurgien. Elles devaient servir d'anesthésiant, de calme-douleur, voire de récompense pour les patients les plus courageux, ou les plus prestigieux, comme le capitaine ou les passagers de marque.

Les contenus des premiers coffres de mer, datant du XVe siècle, indiquent toutefois que les remèdes embarqués relevaient parfois davantage du mystique que des vertus thérapeutiques

---

[279] Instruments servant à maintenir la bouche du patient ouverte. Sur les négriers, on l'employait parfois pour introduire la nourriture de force dans la bouche des captifs mélancoliques, qui refusaient de manger. Pour plus de détails, voir Bouhdiba Sofiane, *Gorée, la porte sans retour. La mortalité des captifs à bord des navires négriers*, L'Harmattan, Paris, 2014, pp. 190-193. Nous en avons figuré un en annexe

[280] De Ladebat (Philippe), *Les chirurgiens navigants sur les navires du roi dans les batailles navales du XVIIIe siècle*

[281] On utilisait souvent le bois de sapin, pour sa solidité

[282] Teinture d'opium safranée, introduite par le médecin anglais Thomas Sydenham à l'occasion des épidémies de dysenteries qui frappent Londres dans les années 1669-1672

prouvées. Témoin, le curieux contenu de ce coffre de barbier, embarqué en 1432 à bord d'un navire du Levant, et dans lequel ne semble plus manquer que la pierre philosophale : « ...des pommes musquées, de l'ambre, du camphre[283], des noix de muscade et du bois d'aloës contre l'air vicié, de la thériaque[284] et un opiat d'or comme reconstituant contre les vertiges enfin de l'aloës, du poivre de Cayenne et du champignon de mélèze comme laxatifs[285] ». Une efficacité plus que douteuse, qui explique en partie la forte mortalité à bord des navires au long cours.

Les produits périssables étaient conservés dans des pots en terre cuite ou en verre, ce qui permettait de les garder en bon état jusqu'à la fin de la campagne. Elles étaient de surcroît « raisonnablement bouchées pour les préserver de l'humidité[286] ». Les boîtes métalliques étaient proscrites à bord, car elles finissaient invariablement par rouiller et par corrompre leur contenu. Les pots étaient souvent de forme carrée, ce qui permettait de gagner de l'espace[287], tout en réduisant les interstices entre eux, réduisant ainsi les chocs par mauvais temps.

Enfin, notons que nous avons parfois trouvé mention du « bœttier de chirurgien », une sorte de mini-coffre portatif, dans lequel le médecin navigant rangeait quelques pansements, à usage post-traumatique ou post-opératoire. Une sorte de trousse d'urgence, que le praticien pouvait transporter lui-même, sans

---

[283] *Cinnamomum camphora*, aux propriétés antiseptiques et légèrement anesthésiques

[284] Mélange d'une cinquantaine de drogues, plantes, minéraux et autres ingrédients pour le moins surprenants, tels que des morceaux de vipère ou de la poudre de momie, inspiré du contrepoison antique de Mithridate VI. Certaines thériaques, notamment celles préparées à Venise et à Montpellier, étaient réputées. La présence systématique d'opium dans la thériaque lui attribuait une certaine efficacité contre les douleurs

[285] Romieux (Y.), « Le médecin de papier, mythe ou réalité ? », in *Revue d'Histoire de la Pharmacie*, 84ème année, n°311, 1996, p. 365

[286] Romieux (Y.), « Le médecin de papier, mythe ou réalité ? », in *Revue d'Histoire de la Pharmacie*, 84ème année, n°311, 1996, p. 359

[287] Cadi Johan, *Spécificités de la médecine embarquée, à propos d'une expérience personnelle sur le Marion-Dufresne, navire ravitailleur des TAAF*, Thèse pour le diplôme d'Etat de docteur en médecine, Université de Nantes, 2012, p. 19

l'aide d'un assistant, pour panser un blessé sur le pont, par exemple. Il arrivait aussi qu'un marin soit coincé sous un mât, ou empêtré dans des cordages, et il fallait alors lui prodiguer les premiers soins avant de pouvoir le libérer et le transférer à l'infirmerie.

En 1833, le médecin naval français Pierre Keraudren reprend l'idée de « mini-coffre de mer ». Il suggère ainsi de remplacer le traditionnel coffre de mer, qu'il considérait dangereux entre des mains inexpertes, par une sorte de « boîte de secours », de composition plus chirurgicale. Seuls quelques marins, non médecins mais ayant bénéficié d'une formation adéquate, y auraient accès[288].

Le médecin de papier

Curieuse notion que celle de « médecin de papier », apparue dans la France du début du XIXe siècle avant d'être adoptée par quasiment toutes les marines du monde. Le médecin de papier est « Le nom donné sur les navires de commerce qui n'ont pas de médecin à un livre de médecine pratique dont le capitaine, au besoin, applique les prescriptions aux hommes de son bord[289] ».

En réalité, tout commence en 1819, lorsqu'une ordonnance royale, pour le moins novatrice, distingue trois catégories de navires dans les armements du commerce et de la pêche françaises : « celle des bâtiments dont l'équipage était de 20 hommes et plus, et dans laquelle l'équipage état compris entre 8 et 19 hommes et où l'armateur devait fournir un coffre de mer muni de son « médecin de papier » ; et enfin celle où l'équipage était de moins de 8 hommes et où il n'y a, de par la loi, ni coffre, ni « médecin de papier » ni, encore moins, de chirurgien-navigant[290] ».

---

[288] Verd (Y.), « Le médecin de papier, sur la mer », in *Courrier des Messageries maritimes,* n° 88, septembre-octobre 1965, pp. 26-31

[289] Pierre Larousse

[290] Cadi (Johan), *Spécificités de la médecine embarquée, à propos d'une expérience personnelle sur le Marion-Dufresne, navire ravitailleur des TAAF*, Thèse pour le diplôme d'Etat de docteur en médecine, Université de Nantes, 2012, pp. 21-22

Concrètement, les premiers médecins de papier étaient des ouvrages scientifiques d'une soixantaine de pages, composés de deux parties : « la première abordait les symptômes et le traitement des maladies maritimes les plus communes. La seconde comprenait un formulaire indiquant les principales propriétés des produits médicamenteux embarqués avec la manière de s'en servir et de les administrer[291] ». Une sorte de *Vidal*, qui va se révéler un document fort utile pour les capitaines n'ayant pas de médecin à bord. Il va également être le livre de chevet de plusieurs générations de médecins navals peu expérimentés, et notamment pour ceux qui embarquent pour la première fois.

Il existe plusieurs versions du médecin de papier, la première mouture datant même d'avant l'ordonnance royale de 1819 : en 1766, le chirurgien navigant marseillais Mauran avait ainsi rédigé un « Avis aux gens de mer et leur santé ». Mais le plus célèbre médecin de papier est probablement l'« Avis aux capitaines navigateurs, instruction courte et médicale », rédigé par le chirurgien examinateur des aspirants navigants, Henri Ducommun, vers la fin du XVIIIe siècle.

L'auteur décrivait son ouvrage, non sans une pointe d'orgueil, comme « Rédigé succinctement pour guider messieurs les capitaines navigateurs qui, n'ayant pas de chirurgien à bord, emportent un coffre de médicaments dangereux s'ils s'en servent mal ou nul s'ils n'osent les employer, ce qui parfois serait prudent. Aussi les conseils de circonstances que je donne se bornent à ce que chacun pourra faire dans un bâtiment, qui entre le ciel et l'eau, n'offre pas d'autres ressources... Je prie messieurs les capitaines de bien vouloir conserver cette instruction, je ne pourrai en donner éternellement. J'ai navigué. Philanthropie est ma devise[292] ».

---

[291] Cadi (Johan), *Spécificités de la médecine embarquée, à propos d'une expérience personnelle sur le Marion-Dufresne, navire ravitailleur des TAAF,* Thèse pour le diplôme d'Etat de docteur en médecine, Université de Nantes, 2012, pp. 21-22

[292] Cadi (Johan), *Spécificités de la médecine embarquée, à propos d'une expérience personnelle sur le Marion-Dufresne, navire ravitailleur des TAAF,* Thèse pour le diplôme d'Etat de docteur en médecine, Université de Nantes, 2012, pp. 21-22

De nombreuses autres versions plus ou moins heureuses de médecins de papier vont ensuite se succéder, jusque vers le milieu du XIXe siècle. Du fait de l'absence d'une version officielle unique validée par les autorités maritimes, ou du moins d'un document reconnu par la communauté des médecins navals, le médecin de papier va se perdre au cours des siècles. D'autant plus que les innombrables traductions - certaines étant bien hasardeuses - des ouvrages vont créer une véritable cacophonie de termes médicaux dans les ports du monde entier.

Troisième partie

LES DEFIS

Naviguer est une activité dangereuse, assurément. Témoins les taux de mortalité vertigineux enregistrés lors des traversées, tout au long de l'histoire de l'humanité. En France, le taux de mortalité en mer commence à diminuer chez les navigateurs à partir du milieu du XVIIIe siècle : de 197‰ dans la décennie 1740-1749, il recule à 117‰ entre 1750 et 1759, pour se stabiliser enfin autour de 64‰ entre 1760 et 1769[293]. A la même période une campagne en droiture[294] aux Antilles se solde généralement par un taux de mortalité de 50‰.

On peut estimer, *grosso modo*, que les trois quarts des décès en mer sont causés par les maladies, le reste étant dû à des traumatismes, et en particulier les noyades, chutes et blessures de guerre. En Angleterre, entre 1796 et 1843, la proportion entre hommes malades et bien portants à bord des navires passe de 1/2.45 à 1/10.75, tandis que les risques de mourir en service tombent de 1/42 à seulement 1/143.

Sur les navires négriers, la mortalité est toujours effroyable, et reste supérieure à 150‰, même durant les dernières années de traite[295]. Fait étonnant, la mortalité de l'équipage y est le plus souvent supérieure à celle des captifs, peut-être du fait de l'excès de sollicitude dont ces derniers bénéficient de la part du capitaine et du chirurgien, du moins jusqu'à leur revente aux Amériques.

Toutefois, les traversées les plus mortelles sont assurément celles des lointaines routes d'extrême orient. Les taux de

---

[293] Haudrère (P.), « Heurs et malheurs des voyages maritimes sur la route des Indes orientales au XVIIIe siècle », in *Annales de Bretagne et des Pays de l'Ouest,* 121 (3), 2014, p. 170

[294] Expression courante dans la marine du XVIIe siècle, signifiant « naviguer en droite route, sans se retourner, et sans s'arrêter ». Pour plus de détail, voir Furetière (Antoine), *Dictionnaire Universel, contenant généralement tous les mots françois tant vieux que modernes, et les termes des sciences des arts*

[295] Elle aurait même tendance à augmenter, car la traite devient clandestine, ce qui rend les conditions de navigation et de détention des captifs encore plus précaires. Pour plus de détails, voir notre ouvrage Bouhdiba (Sofiane), *Gorée, porte sans retour. La mortalité des captifs à bord des navires négriers*, Paris, L'Harmattan, 2014

mortalité y resteront longtemps supérieurs à 500‰. Autrement, un homme sur deux décède avant même de parvenir à destination. Il faudra attendre la fin du XVIIIe siècle pour que les taux de mortalité des navigations au long cours commencent à se stabiliser autour d'une moyenne encore effroyable de 200‰, sous les efforts, certes non désintéressés, des grandes compagnies maritimes des Indes. Autrefois, les techniques de navigation primitives relevaient du cabotage, c'est-à-dire que les bateaux côtoyaient le littoral. Par ailleurs, la navigation se faisait essentiellement de jour, et l'équipage passait la nuit sur les plages. Le temps passé à bord n'était donc pas suffisamment long pour pouvoir générer des affections véritablement spécifiques à l'environnement maritime.

La nourriture était plus ou moins fraîche, et l'eau potable disponible, puisqu'on n'était jamais très éloignés de la terre ferme et des sources d'eau. Enfin, la plupart des navires avaient une structure ouverte, et les marins dormaient sur le pont, à la belle étoile[296]. Même en cas de confinement, les risques de contagion restaient à peu près limités.

La proximité des côtes et les escales quotidiennes - les marins accostaient parfois également au milieu de la journée pour prendre leurs repas sur la terre ferme - exposaient alors l'équipage aux maladies endémiques des zones côtières, et en particulier l'infestation par des protozoaires pathogènes. L'historien Mirko Dražen Grmek soulève une remarque pertinente à ce sujet : « La navigation maritime au temps d'Homère n'étant que le cabotage, les marins méditerranéens n'avaient pas à craindre le scorbut…

L'eau et les insectes, vecteurs des germes, devaient être les principaux facteurs de la pathologie navale archaïque. Si l'importance de leur rôle échappait aux anciens, les conséquences ne pouvaient pas être ignorées et on comprend alors pourquoi Ulysse relate comme un fait remarquable que, lors d'une étape de son voyage, il n'y avait aucun malade à bord de ses navires. Il y a fort à parier que les marins grecs de ces temps-là souffraient souvent de la typhoïde, de la dysenterie, du

[296] Osborne (M.), « Médecine navale », in *Dictionnaire de la pensée médicale,* Paris, Presses Universitaires de France, 2004, p. 777

paludisme. Ceux qui touchaient la côte africaine devaient y attraper la bilharziose. Malheureusement, nos sources littéraires sont muettes à ce sujet[297] ».

Certes, Sénèque se plaisait à dire que « Le voyage donnera la connaissance des peuples ». Toutefois, et au-delà de cette vision humaniste du voyage, ce que l'on retient de la revue de la littérature maritime antique, c'est cette persistante croyance populaire en une morbidité endogène à la navigation : le simple fait d'embarquer sur un bateau, même pour un court voyage, était ainsi considéré comme très dangereux.

Le linguiste Jean-Marie André et l'historienne Marie-Françoise Baslez écrivent ainsi : « A Rome, il y a symbiose des habitants et du site. Pour confirmer ce point de vue, on explique nombre d'épidémies militaires par le déplacement physique, le déracinement, la nocivité de l'ambiance (air, ciel) : l'expédition militaire, sinon le voyage, constitue une agression pour l'organisme humain[298] ».

Ce n'est qu'à la Renaissance, lorsque les marins entreprennent régulièrement de très longs voyages, que la navigation commence à développer une épidémiologie spécifique. De graves pathologies apparaissent alors quasi systématiquement à bord des navires, décimant équipages, passagers, soldats, officiers, soldats. En effet, les escales se faisant plus rares, les endémies locales ne sont plus à craindre, tandis que la nourriture est de moins bonne qualité, créant des carences en vitamines, et en particulier le scorbut. De plus, les grandes découvertes de terres inconnues vont mettre en contact direct les marins avec des environnements pathogènes, aux Amériques, aux Antilles, en Afrique occidentale, ou encore dans la lointaine Asie.

---

[297] Grmek (Mirko Dražen), *Les maladies à l'aube de la civilisation occidentale*, Paris, Payot, 1983, p. 63

[298] André (Jean-Marie), Baslez (Marie-Françoise), *Voyager dans l'antiquité*, Lille, Fayard, 1993, p. 273

Chapitre X
LE MAL DE MER

On pense souvent que le mal de mer est une affection ridicule qui ne touche que les « navigateurs du dimanche », et qu'elle ne serait apparue qu'avec le lancement des paquebots transatlantiques du XIXe siècle.

En réalité, le mal de mer remonte probablement à l'antiquité, comme le confirme l'historien Mirko Dražen Grmek : « Le mal devait être connu des marins grecs, car il est pratiquement certain qu'il n'y a pas eu, pendant quelques dizaines d'années au moins, de changements essentiels dans les structures anatomiques et les fonctions du labyrinthe humain qui sont responsables du malaise à la suite des mouvements du bateau. Cela n'empêche que d'autres maladies, plus sérieuses, guettaient les marins d'autrefois[299] ».

C'est ainsi que Homère décrit dans l'Odyssée, sans le nommer, ce qui pourrait être un mal de mer, lorsque Ulysse échoue sur l'île de Schérie[300] : « Les deux genoux d'Ulysse et ses vaillantes mains retombèrent inertes ; les assauts de la vague avaient rompu son cœur ; tout son corps était tuméfié ; l'eau de mer lui ruisselait de la bouche et du nez ; sans souffle et sans voix, il gisait tout près de défaillir, accablé par une lassitude terrible[301] ».

Par ailleurs, des vers du poète Semonides mentionnent, dans un contexte moqueur il est vrai, le *nautia*, ou mal du bateau, pour désigner l'envie de vomir, dès le VIIe siècle avant J.-C.

---

[299] Grmek (Mirko Dražen), *Les maladies à l'aube de la civilisation occidentale*, Paris, Payot, 1983, pp. 62-63

[300] Archipel des Phéaciens

[301] Homère, *Odyssée*, V, 451-457

Une comédie d'Aristophane mentionne également le mal de mer en 411 avant J.-C.[302].

Même l'Amiral Nelson en souffrait, comme en atteste cette fameuse lettre adressée en août 1801 à son amie Emma Hamilton : « Ma chère Emma... Le temps est très mauvais, et je suis très malade... J'ai un mal de mer si affreux, que je ne peux pas relever la tête[303] ».

Une pathologie

Au-delà des sarcasmes, la naupathie[304] est un état pathologique qui se traduit par des nausées, des vomissements et un mal-être général. Cet état résulte de la synergie des multiples mouvements imprimés à un bateau, même si la mer est calme, dans un port par exemple. C'est ainsi que le navire effectue simultanément des mouvements de rotation autour de ses axes longitudinal (le roulis), transversal (le tangage) et vertical (les embardées). Il effectue également des mouvements de translation, correspondant à une poussée rectiligne latérale, verticale et longitudinale, cette dernière correspondant à la propulsion normale du bâtiment, généralement vers l'avant[305].

La marine moderne a créé une septième forme d'agitation, non moins gênante : les vibrations provoquées par les machines, souvent aggravées par le bruit[306]. Selon la taille, le tonnage et l'architecture des navires, marins et passagers réagissent différemment à cette synergie de mouvement ; mais tous éprouvent une forme de malaise similaire, dont la gravité varie plutôt en fonction de la constitution de l'organisme, de l'habitude de la navigation, ou des formes de prophylaxie et de thérapie entreprises.

---

[302] Aristophane, *Thesmophoriazusae*, 882

[303] *Nelson's letter to Lady Hamilton*, Sisley's Ltd, Londres, Lettre du 31 août 1801

[304] Nom savant du mal de mer, datant du milieu du XIXe siècle, du Grec *naûs* (navire) et *pathos* (ce qu'on éprouve). Le mot nausée a la même origine

[305] Voir schémas en annexe

[306] Pour plus de détail, voir Le Moing (Guy), *Petite histoire du mal de mer et de ses traitements*, Rennes, Marines éditions, 2013, p. 7c

Le docteur Pellarin, médecin de marine, constate durant une longue et pénible traversée qui le conduit de Brest aux Antilles, que les officiers étaient plus gravement affectés que les soldats : « Le simple soldat, que les matelots ne se font pas de scrupule de bousculer un peu, qui est obligé, qu'il se sente le cœur barbouillé ou non, d'aller lui-même, au signal donné, prendre et reporter son hamac au bastingage, chercher ses vivres à la cambuse, le simple soldat, dis-je, était en général assez promptement délivré du mal de mer. Chez les officiers de grades inférieurs, le mal avait déjà plus de persistance.

Enfin, les plus malades de tous étaient à peu près constamment les officiers supérieurs, les passagers de la table du commandant. Ceux-ci, objets de plus d'égards, et se donnant généralement moins de mouvement que les autres, demeuraient sous l'influence du mal pendant dix, quinze jours, et quelque fois même pendant toute la traversée de Brest aux Antilles[307] ».

Même les animaux sont affectés par la naupathie, ce qui posait des problèmes stratégiques lors du transport des chevaux de cavalerie, par exemple. Dans la *Guerre d'Afrique*, l'auteur anonyme écrit à propos de la cavalerie romaine pendant la bataille de Ruspina[308], le 4 janvier 46 avant J.-C. : « ...nos chevaux, en petit nombre, encore fatigués de la mer, accablés de soif, de fatigue et de blessures, étaient hors d'état de le poursuivre et de fournir une longue course...[309] ».

Au début du XXe siècle, le médecin naval Flemyng, affecté sur un navire transportant des animaux depuis la lointaine Australie jusqu'aux jardins zoologiques de Londres, note que la plupart des animaux ont souffert du mal de mer, beaucoup y ayant même succombé[310].

L'historien du droit français Jean-Philippe Zanco note ainsi que « Les chevaux, en effet, sont sensibles au mal de mer. Ils ne vomissent pas, contrairement à la plupart des mammifères, mais

---

[307] Guiot (Auguste), *Du mal de mer et de ses causes mécanique*, Paris, Labé et Maillet-Bachelier, 1859, p. 49

[308] Actuelle Monastir en Tunisie

[309] *Guerre d'Afrique*, œuvre attribuée à Aulus Hirtius ou à Gaius Oppius, 46 av. J.-C., Traduction Nisard, 1865, chapitre XVIII

[310] Byrne (Joseph), *Physiology of the semi-circular canals and their relation to seasickness*, New York, Dougherty, p. 511

ils sont apeurés et indisposés par le mouvement du navire qui les transporte. Pour atténuer l'effet de ces mouvements et pour éviter les chutes, il était d'usage, depuis le Moyen Age, de les soutenir par des sangles sous-ventrières[311] ».

Pour les êtres humains, il était devenu nécessaire de mettre en place des thérapies plus appropriées.

Les thérapies

Le chirurgien en chef de la Grande Armée, Dominique-Jean Larrey, connaissait bien le mal de mer, pour avoir été un temps médecin de marine[312]. Il l'attribuait à « l'ébranlement du corps humain », mais sans être en mesure d'expliquer pourquoi il était spécifique aux mouvements d'un navire : « Ces mouvements contre nature impriment des secousses dont les effets se concentrent au cerveau, cette partie du corps la plus impressionnable par sa masse, sa mollesse et son peu d'élasticité. Les molécules de cet organe, après avoir éprouvé une sorte d'ébranlement, sont affaissées sur elles-mêmes, et de là tous les symptômes qui caractérisent le mal de mer[313] ».

Peu convaincant, le jeune docteur Larrey préconisait alors « le repos dans un hamac, front serré par une bande, de l'air frais, des mets légers, la prohibition de l'alcool et... la musique[314] ». Tout cela semble bien désuet pour guérir un malade, et on sait que par la suite Dominique Larrey se révèlera bien plus efficace sur les grands champs de bataille napoléoniens, que sur mer.

Au milieu du XIXe siècle, le chirurgien de marine français Jean-Baptiste Fonssagrives, sans proposer de remèdes particuliers au mal de mer, se contente de remettre en cause les

---

[311] Zanco (J.-P.), « Une flotte de navires-écuries au XIXe siècle : le transport des chevaux par mer », in *Revue Historique des Armées*, 1999-1

[312] Il avait initié sa carrière en 1787, en tant que chirurgien de la marine royale sur la frégate *La Vigilante*, en mer d'Irlande

[313] Larrey (Dominique), *Mémoires de chirurgie militaire*, Tome I, Paris, 1812, p. 13

[314] Le Moing (Guy), *Petite histoire du mal de mer et de ses traitements*, Rennes, Marines éditions, 2013, p. 36

théories développées au début du siècle[315], selon lesquelles ce serait la simple vue des objets en mouvement qui déclencherait le mal de mer, et que de ce fait il suffirait de fermer les yeux ou de fixer l'horizon pour en guérir promptement[316].

Une autre explication, avancée également vers le milieu du XIXe siècle, attribue le mal de mer à une mauvaise circulation du sang, ce dernier ayant tendance à se concentrer aux extrémités du corps humain. Quelques médecins, comme les docteurs Wollaston, ou John Chapman, par exemple, expliquent que le mal de mer est causé par un engorgement vasculaire de l'encéphale ou de la moelle épinière, et prescrivaient l'application de sacs de glace tout le long de la colonne vertébrale.

En 1840, le docteur Charles Pellarin, chirurgien de marine, avance la thèse contraire : « L'invasion du mal de mer, loin de s'accompagner des symptômes les plus ordinaires de la congestion, visage coloré, turgescence vasculaire[317], pouls plein, vibrant et fort, sentiment de chaleur et de tension dans le crâne, battement des artères temporales, yeux brillants et injectés, etc., est bien plutôt signalée par l'état opposé : pâleur de la face et des lèvres, sensation de froid à la peau, retrait du sang de la périphérie, pouls déprimé, hyposthénie générale[318], œil terne, éteint et quasi vitreux quand le mal est à sa plus haute période. Jamais à ma connaissance, on n'a observé sur des individus, au moment où ils souffraient du mal de mer, aucun des accidents de l'hypérémie[319] cérébrale…

Le mal de mer doit être attribué au trouble apporté dans la circulation du sang par les mouvements alternatifs d'inclinaison, soit latérale (roulis), soit antéro-postérieure (tangage) qu'exécute le navire. Ce trouble a pour résultat, non

---

[315] Fonssagrives (Jean-Baptiste), *Traité d'hygiène navale, ou De l'influence des conditions physiques et morales dans lesquelles l'homme de mer est appelé à vivre et des moyens de conserver sa santé*, Paris, J.-B. Baillière, 1856, p. 506

[316] Théories hasardeuses, développées notamment par les docteurs M. Arronsohn, médecin militaire, et Erasmus Darwin, médecin, botaniste et grand-père du célèbre naturaliste

[317] Gonflement d'un organe suite à un afflux de sang

[318] Affaiblissement, moins prononcé qu'une asthénie

[319] Terme médical peu précis, qui désignait autrefois une augmentation anormale de l'afflux de sang dans un organe

pas de congestionner le cerveau, comme le prétendait Wollaston, mais de le priver au contraire de l'afflux d'une quantité de sang suffisante pour la stimulation normale de ce centre nerveux. Ce qui arrive dans le mal de mer est tout à fait analogue à ce qu'éprouvent assez souvent, sur la fin d'une saignée, les personnes que l'on saigne debout ou assises, et qui, en même temps qu'elles se trouvent mal, sont prises d'envies de vomir et de vomissements véritables[320] ».

Charles Pellarin propose alors de s'allonger, la tête en bas, de boire des boissons, excitantes, de mettre une ceinture abdominale, ou encore de faire de l'exercice, autant d'actions visant à ramener le flux de sang vers la tête. Certains médecins de marine, comme le docteur Frank Clair, n'hésitaient pas à serrer le cou de passagers en proie au mal de mer, en utilisant des courroies, afin de conserver le sang dans la tête, dans le but très improbable de soulager les malheureux patients[321].

Notre revue des carnets de bord et des mémoires de médecins de marine nous a amené à constater qu'il ne semblait pas exister une thérapie efficace contre le mal de mer, et que des méthodes à la limite du loufoque étaient pratiquées par les hommes de l'art[322].

Le cas de Victor Henri de Rochefort-Luçay, « l'homme aux vingt duels et trente procès », est significatif : déporté au bagne de Nouméa au lendemain de la Commune, il passera quasiment quatre mois à vomir sur la frégate *La Virginie*. Le médecin du bord est impuissant, et aucun remède ne soulage le malheureux forçat. Le médecin avouera même « n'avoir connu dans ses vingt ans de voyage, personne ayant l'estomac aussi peu marin,

---

[320] Pellarin (Charles), *Le mal de mer, sa nature et ses causes ; moyens de le prévenir et de le soulager, emplois thérapeutiques qu'il peut recevoir dans le traitement de certaines maladies*, Paris, Victor Masson, 1851, pp. 8-20

[321] Clair (Frank), *La médecine à bord. Notes recueillies au cours de dix-huit années de navigation*, Paris, Vigot frères, 1910, p. 173

[322] Pour plus de détails quant à ces techniques, voir Le Moing Guy, *Petite histoire du mal de mer et de ses traitements*, Marines éditions, Rennes, 2013, pp. 109-120

sauf une dame… qui, épuisée par trente jours de vomissements, était morte au débarquement[323] ».

Le commandant Launay craint pour la vie du forçat, et témoigne de l'impuissance du médecin dans une lettre adressée au directeur du personnel : « A peine avions-nous quitté l'île d'Aix, que le déporté Rochefort fut pris d'un mal de mer et d'une affection de l'estomac tellement intenses qu'il avait ces vomissements jour et nuit avec des efforts tels qu'on l'entendait dans presque tout le bâtiment…

Rochefort dépérissait tous les jours, il se levait à peine et ne pouvait presque plus marcher. Le médecin me prévint que malgré tous ses soins, il ne parvenait pas à lui faire garder ses aliments, et comme cela durait depuis trente-cinq jours, il avait des inquiétudes sérieuses et il craignait qu'il n'arrivât pas à Sainte-Catherine. Dans la dernière partie du voyage, Rochefort était très affaissé[324] ».

Ce courrier, pour le moins alarmant, du commandant témoigne bien de l'absence de thérapie véritablement efficace, car Henri de Rochefort était considéré comme un personnage politique de premier plan, et tout avait été fait pour le maintenir en vie jusqu'à son arrivée au bagne[325].

En 1838, le paquebot *Le Sirius* traverse l'Atlantique, reliant Cork[326] à New York en dix-huit jours[327]. Aussitôt, le transport maritime des passagers explose, et le mal de mer devient un phénomène de société dès le début des années 1840. Pour ne pas dissuader leurs clients de prendre la mer, les grandes compagnies maritimes cherchent activement des solutions efficaces : ventilation des cabines, suspension des couchettes, recrutement de médecins navals,… Rien n'y fait : le mal de mer

---

[323] Dauphine (Joëlle), *Henri Rochefort, déportation et évasion d'un polémiste*, Paris, L'Harmattan, 2004 ; voir également Michel (Louise), *La Commune. Histoire et souvenirs*, Paris, La découverte, 1999, p. 305

[324] Extrait du rapport du 11 décembre 1874, relatif au convoi de déportés de la frégate *La Virginie*

[325] Il y arrivera à l'agonie, mais se rétablira pour s'en échapper le 19 mars 1874

[326] Deuxième plus grande ville d'Irlande

[327] Le *Sirius* est un navire transatlantique à propulsion mixte, gréé en brick. Le 22 avril 1838, il effectue la première traversée de l'Atlantique entièrement à la vapeur, reliant Cork à New York en seulement 18 jours et 14 heures

semble être une fatalité, et chaque passager cherche un remède comme il peut.

Jusque vers le milieu du XIXe siècle, la théorie des miasmes était encore profondément ancrée dans les esprits des médecins de marine : on pensait que, de même que les « miasmes pestilentiels » causaient peste, scorbut et autres affections mystérieuses, la mer dégageait des émanations moribifiques, qui étaient à l'origine du mal de mer.

Le docteur Sémanas, médecin de marine français, en arrive ainsi à la conclusion que « de même que le miasme palustre engendre la fièvre des marais[328], et le miasme urbain la fièvre typhoïde, de même le miasme marin fait naître cette affection endémo-épidémique[329] que l'on appelle le mal de mer[330] ».

Le médecin incrimine alors les hublots : « …la fenêtre de la cabine, qu'elle livrât passage à un miasme ou à autre chose, était certainement le principal, sinon le seul auteur du phénomène[331] ». Au vu de cette théorie, il suffirait donc de fermer les hublots pour se préserver efficacement du mal de mer.

Le vocabulaire « palustre » est omniprésent dans les carnets de bord du XIXe siècle. En particulier, de nombreux médecins navals emploient l'expression de « marais nautique » ou « marais flottant » pour désigner l'état de pourriture des cales, qui dégageraient « des effluves pestilentiels et des odeurs fétides ». M. Quétand, par exemple, médecin de l'hôpital flottant *La Thisbé*, attribue l'épidémie qui atteint l'équipage stationné au Gabon à « un fait de marais nautique causé par un foyer pestilentiel de la cale[332] ».

Dans le même esprit, Plutarque attribuait le mal de mer à la peur, la liant subtilement à l'odeur terrifiante de la mer : « Ce

---

[328] Le paludisme

[329] Noter ici cette idée persistante que le mal de mer serait contagieux : un passager vomissant inciterait ses compagnons de voyage à en faire de même

[330] Farez (Paul), *Traitement psychologique du mal de mer et des vertiges de la locomotion*, Paris, Maloines, 1899, p. 31

[331] Sémanas (M.), *Du mal de mer. Recherches théoriques et pratiques sur ses causes, sa nature et son traitement, ainsi que sur les rapports qui existent entre ce mal, le choléra, la fièvre jaune, la peste, etc.*, Lyon, Baillière, 1850, pp. 130-133

[332] *Archives de Médecine Navale*, janvier 1864

qui cause et excite le plus le mal de cœur parmi les sentiments, c'est l'odorat, et parmi les passions, la peur. Car sitôt que l'appréhension du péril saisit les hommes, ils tremblent de peur, leur poil se hérisse et se dresse, et le ventre leur lâche, alors que rien de tout cela ne trouble ni travaille ceux qui naviguent sur une rivière, parce que l'eau douce et bonne à boire est familière et accoutumée à l'odorat, et la navigation est sans danger.

Mais en la mer, l'odeur de la marine étrange et non accoutumée les offense, et ils ont toujours peur, quel que soit le temps, ne se fiant point à ce qu'ils voient sur le moment, parce qu'ils ne savent pas ce qui doit leur advenir, et pourtant le calme extérieur ne leur sert peu ou pas, car leur âme est en tourment, agitée par la peur et la défiance, et tire le corps en semblable perturbation[333] ».

Certains médecins de marine du XIXe siècle, tel le docteur Guépratte, accordent encore un certain crédit à cette théorie antique, et attribuent le mal de mer à des causes purement psychologiques, et notamment la peur[334]. La thérapie ne passe donc pas par une prise de médicaments, mais plutôt par un apaisement de l'esprit.

D'autres médecins de marine suivent des pistes totalement différentes, et lient le mal de mer au ballotement des viscères à l'intérieur même du corps. Telle théorie remonte également à l'antiquité, mais reste encore très en vogue au XVIe siècle, lorsqu'on préconisait le bandage abdominal. Michel de Montaigne écrivait à ce propos, dubitatif : « Les médecins m'ont ordonné de me presser et sangler d'une serviette le bas du ventre pour remédier à cet accident, ce que je n'ai point essayé[335] ».

Le docteur Pierre François Kéraudren, qui servit en tant que médecin en chef des armées navales et inspecteur général du service de santé de la Marine française, défendait cette théorie : « Je crois que le balancement ondulatoire du vaisseau doit contribuer à suspendre et à intervertir, jusqu'à un certain point,

---

333 Plutarque, *Traité des causes naturelles*, XI

334 Le Moing (Guy), *Petite histoire du mal de mer et de ses traitements*, Rennes, Marines éditions, 2013, p. 83

335 De Montaigne (Michel), *Les essais*, Livre III, chapitre VI

le mouvement péristaltique des intestins[336] ; ce que confirment d'ailleurs les vomissemens produits par le mal de mer. Au reste, si la mer supprime les évacuations alvines[337], elle peut ensuite remédier à cet inconvénient : l'eau marine est, dans ce cas, le meilleur des laxatifs[338] ».

Cette proposition d'employer l'eau de mer pour soigner - thérapie bien pratique à appliquer lorsqu'on navigue - remonte à l'antiquité : à Rome, on chauffait l'eau de mer pour soigner les névralgies, ressouder les os fracturés, ou rendre le corps plus sec. On la buvait même parfois, pour évacuer - l'effet vomitif devait être immédiat - la bile noire et les caillots de sang[339]. Cette thérapie ne fait toutefois guère l'unanimité dans le monde de la médecine navale moderne, et encore moins l'idée de sangler l'abdomen à l'aide d'une ceinture.

Le docteur Jean-François Audibert, par exemple, réplique : « Ce même auteur [Kéraudren] adopte encore, conjointement avec un chirurgien de marine, la compression abdominale, à l'aide d'une ceinture… Je ne suis nullement partisan de [ce] dernier moyen, qui, selon ces deux médecins, produit de très bons effets. Cette ceinture n'a jamais procuré le plus petit soulagement… Nous rangeons donc ce moyen curatif au nombre de ceux qu'on peut considérer comme nuls, si dans quelques circonstances il n'est pas nuisible[340] ».

Au terme de ses recherches, l'historien et marin nantais Guy Le Moing fait le constat suivant : « Quand on se plonge dans les nombreux ouvrages médicaux de la fin du XIXe siècle traitant du mal de mer, on est frappé par l'impuissance des médecins à soulager les populations atteintes. Ils se contentaient, la plupart du temps, de prodiguer de bons conseils alimentaires ou pratiques, de recommander la ceinture abdominale ou

---

[336] Contraction des intestins, processus de digestion des aliments

[337] Défécation

[338] Kéraudren (Pierre François), *Mémoire sur les causes des maladies des marins, et sur les soins à prendre pour conserver leur santé dans les ports et à la mer*, Paris, Imprimerie royale, 1824, p. 61

[339] Sintès (Claude), *Sur la mer violette. Naviguer dans l'Antiquité*, Paris, Les belles lettres, 2009, pp. 104-105

[340] Audibert (Jean-François), Thèse de Doctorat, 1831

l'autosuggestion, mais ils étaient très discrets en matière de médication.

Les alcaloïdes végétaux commençaient juste à être utilisés, mais ils l'étaient maladroitement. De nombreux médecins proposaient soit des traitements relativement anodins (bicarbonate, antipyrine), soit des substances dont on connait aujourd'hui les effets redoutables (inhalation de nitrite d'amyle, injection de morphine, mélanges de cocaïne et d'alcool). Dans les deux cas, d'ailleurs, les effets sur le mal de mer restaient approximatifs[341] ».

Face à cette médecine impuissante, les remèdes de grand-mère, les bonbons de Malte[342], l'Antinause[343] de l'abbé Oudin[344] et autres produits de charlatans et d'illuminés, abondent sur le marché. Sur les paquebots de luxe, les spiritueux sont considérés, sinon comme une panacée, du moins comme un moyen - ma foi peu désagréable - de supporter le mal.

Le docteur A. Foucaut, médecin de première classe détaché au service des transatlantiques, écrit ainsi : « La majorité des passagers, des deux sexes, demande au champagne ou au brandy l'oubli de leurs souffrances, et l'emploi de ce moyen à très hautes doses, n'a rien qui répugne à des constitutions frêles et délicates. Nous pouvons l'attester sans faire de révélations indiscrètes. Ce serait encore le meilleur moyen[345] ».

Il est vrai que les boissons alcoolisées étaient réputées depuis l'antiquité pour leurs vertus curatives du mal de mer. Ne disait-on pas, du temps de Pline, que :

« Prêt à vous embarquer, buvez du vin d'absinthe ;
Contre les maux du cœur c'est un préservatif ;

---

[341] Le Moing (Guy), *Petite histoire du mal de mer et de ses traitements*, Rennes, Marines éditions, 2013, p. 48

[342] Pastilles au bicarbonate de soude

[343] Liqueur très populaire au milieu du XIXe siècle, prétendument infaillible contre le mal de mer et le choléra. Le lien fait entre les deux pathologies en dit d'ailleurs long sur le degré d'efficacité du produit

[344] Oudin, *Antinause préservatif infaillible du mal de mer et du choléra des maux de cœur et vomissements, des étouffements, coliques, vertiges, névralgie et de la phtisie pulmonaire*, Mons, 1854

[345] Foucaut(A.), « La navigation transatlantique de nos jours, dans ses rapports avec l'hygiène navale », in *Archives de Médecine Navale*, Tome X, 1868

Du nitre de la mer, de son air purgatif,
Vous n'aurez tout au plus qu'une légère atteinte[346] » ?

Ou encore, au Moyen Age, que « N'aura point à la mer d'angoisse nauséeuse quiconque auparavant prendra de l'eau vineuse[347] » ?

Les remèdes modernes

Au début du XXe siècle, les médecins de marine commencent à orienter leurs recherches vers le rôle central joué par l'oreille interne dans le déclenchement du mal de mer, sans pour autant déboucher sur une thérapie prouvée. En fait, il faudra attendre l'avènement de la Grande Guerre pour que les médecins navals commencent véritablement à réfléchir sur de sérieux remèdes contre le mal de mer. En effet, les conflits vont être à l'origine de déplacements maritimes massifs de troupes, donnant ainsi l'occasion aux médecins de marine de tester diverses thérapies sur les marins malades. En particulier, ils vont avoir l'occasion de tester directement sur les flottes de guerre, certains alcaloïdes[348] végétaux qui avaient été découverts un siècle plus tôt, mais qui restent encore peu connus.

Le médecin-général Pierre Cazamian, médecin de marine affecté sur le navire-hôpital *Asie*, expérimente ainsi, sans trop de scrupules, le sulfate d'atropine[349] et le tartrate d'ergotamine[350] sur les soldats embarqués à bord du navire, et note des résultats plutôt satisfaisants[351]. Le docteur Romez-Cuilliez, qui était alors médecin à l'Ecole navale de Brest, poursuit les

---

[346] Cazin (F.-J.), *Traité pratique et raisonné des plantes médicinales indigènes et acclimatées*, Paris, P. Asselin, 1876

[347] Pellarin (Charles), *Le mal de mer, sa nature et ses causes ; moyens de le prévenir et de le soulager, emplois thérapeutiques qu'il peut recevoir dans le traitement de certaines maladies*, Paris, Victor Masson, 1851, p. 43

[348] Ils sont associés à l'essor de l'industrie pharmaceutique du XIXe siècle, et ont permis de développer la recherche dans le domaine des « médicaments chimiques »

[349] Alcaloïde extrait de la belladone

[350] Alcaloïde extrait de l'ergot du seigle

[351] Pierre (Cazamian), *Hygiène et prophylaxie dans la marine de combat*, Paris, Vigot, 1932

expériences qui s'annonçaient prometteuses, et en particulier en affinant les doses de sulfate d'atropine. Il écrit à ce propos, non sans fierté : « Devant les bons résultats obtenus par notre thérapeutique, ils [les élèves de l'Ecole navale] ne tardèrent pas à venir d'eux-mêmes réclamer leur médicament avant l'appareillage, à la condition toutefois, et surtout, que ce fut à l'insu de leurs camarades[352] ».

La molécule est aussitôt adoptée dans l'enthousiasme général par les grandes compagnies maritimes. Le docteur Boer, médecin de paquebot, qualifiera alors le sulfate d'atropine de « traitement héroïque du grand mal de mer[353] ». On sait pourtant aujourd'hui que le mal de mer est toujours la maladie intimement liée à la navigation, et pour laquelle il n'existe toujours pas de remède miracle.

[352] Romez-Cuilliez (R.), « Contribution à l'étude du traitement préventif de la naupathie », in *Gazette des hôpitaux* n° 99, 13 décembre 1933

[353] Le Moing (Guy), *Petite histoire du mal de mer et de ses traitements*, Rennes, Marines éditions, 2013, p. 65

Chapitre XI
LE SCORBUT

Le scorbut était connu depuis la haute antiquité. Une première description en est déjà donnée vers 1600 avant J.-C., dans le papyrus Ebers[354], dans lequel il était question de manger des oignons, riches en vitamines C, pour se préserver du mal[355].

Une maladie de terriens

En réalité, le mot « scorbut » n'apparaît que vers la fin du XVIe siècle. Il est emprunté du latin médiéval *scorbutus*, lui-même probablement issu de l'ancien normand « skyr-bjúr », *skyr* signifiant « lait caillé » et *bjúr* « œdème[356] ».

De fait, les anciens Normands qui partaient en mer avaient coutume d'emporter des provisions de lait caillé, dont la consommation excessive passait pour créer des œdèmes. Le sens premier du mot scorbut serait donc « œdème causé par une grande consommation de lait caillé ».

Hippocrate nous laisse la première description écrite de la symptomatologie de la maladie, qu'il dénommait ειλεός αιματίτης[357]: « La bouche sent mauvais, les gommes sont détachées des dents, le sang passe dans les narines. Parfois, il se développe des ulcérations sur les jambes, certaines guérissent,

---

354 Un des plus anciens traités médicaux connus, il aurait été rédigé au XVIe siècle avant J.-C. sous le règne d'Amenhotep Ier, quoique certains égyptologues en donnent des dates plus récentes, XVe voire XIVe siècle avant J.-C.

355 Major (R. H.), *A history of medicine*, Illinois, Springfield, 1954. p. 51

356 Bloch (Oscar), Von Wartburg (Walther), *Dictionnaire étymologique de la langue française*, Paris, Presses Universitaires de France, 2008

357 *ileos ematitis*

d'autres pas, et leur couleur est noire et la peau est mince[358] ». Pline l'Ancien décrit également les symptômes du scorbut, qui semble avoir sévèrement affecté les soldats romains basés le long du Rhin en Europe du Nord[359].

A l'origine donc, le scorbut était une maladie de terriens, qui frappait surtout les prisonniers et les soldats. Jean de Joinville, conseiller du roi de France Louis IX, décrit ainsi, d'une manière crue, les symptômes du scorbut qui ravage l'armée française lors de la Septième croisade[360], alors qu'elle était stationnée en Egypte, en 1248 : « ...elle estoit telle, que la char des jambes nous dessechoit jusqu'à l'os, et le cuir nous devenoit tanné de noir et de terre, à ressemblance d'une vieille house[361] ; qui a esté longtemps nancée[362] derrière les coffres ; et oultre à nous aultres, qui avions cette maladie, nous venoit une autre persécution de maladie de la bouche, de ce que nous avions mangié de ces poissons, et nous pourrissoit la char d'entre les gencives, dont chascun estoit orriblement puant de la bouche...

...la maladie s'estant renfoncée en l'ost, il falloit que les barbiers arrachassent et coupassent aux malades de cette maladie de grosse char qui surmontoit sur les gencives, en manière qu'on ne povoit manier. Grand pitié estoit la de oyr crier et braire par tous les lieux en l'ost ceulx à qui on coupoit cette char morte. Il me ressembloit pauvres femmes qui travaillent de leurs enfants quand ils viennent sur terre, et ne sçauroyre dire la pitié que c'estoit[363] ».

---

[358] Hippocrate, *De affectiones internes* ; voir également Magiorkinis (E.), Beloukas (A.), Diamantis (A.), « Scurvy: Past, present and future », in *European Journal of Internal Medicine*, avril 2011, 22 (2), pp. 147-152

[359] De Villiers (J.C.), « The Dutch East India Company, scurvy and the victualling station at the Cape », in *South African Medical Journal*, février 2006, 96 (2), pp. 105-110

[360] Vallaud (Dominique), *Dictionnaire historique*, Paris, Fayard, 1995

[361] Botte

[362] Cachée

[363] Michaud (Joseph-François), *Histoire des Croisades, Furne, Jouvet et Cie*, Paris, 1877 ; voir également Aubry (P.), « Le scorbut, une maladie des marins du XVe au XVIIIe siècle toujours d'actualité », in *Médecine tropicale* n°61-6, 2001, p. 478

Une pathologie marine

Ce n'est toutefois que vers la fin du XVe siècle que le scorbut devient une maladie caractéristique du marin, une « peste des mers ». En effet, lorsque les navigateurs portugais commencent à entreprendre de longs voyages, de graves et mystérieuses épidémies se déclarent systématiquement à bord, faisant des ravages au sein de l'équipage.

En 1498, lorsque Vasco de Gamma double le Cap de Bonne Espérance en direction de Calicut[364], après onze mois passés en haute mer, il note que de nombreux membres de l'équipage présentent d'étranges symptômes : « Les mains et les pieds enflaient tandis que leurs gencives gonflaient jusqu'à recouvrir leurs dents, si bien qu'ils ne pouvaient plus manger[365] ». Vasco de Gamme perdra ainsi 100 marins, sur un équipage initial de 160 hommes, soit un taux de mortalité de 625‰[366].

Le même drame sera connu, à l'hiver 1535, par la mission exploratoire de Jacques Cartier, alors qu'elle est bloquée par le gel de la rivière Sainte-Croix[367]. Les membres de l'équipage des navires connaissent des symptômes non moins étranges : « des nerfs retirés et noircis… et des jambes toutes parsemées de gouttes de sang comme de la pourpre[368] ».

L'Escarbot, chroniqueur de Jacques Cartier, décrit les symptômes dont souffre alors l'équipage : « La maladie commença autour de nous d'une merveilleuse sorte et de la plus incogneue ; car les ungs perdaient les substances et leur devenaient les jambes grosses et enflez, et les nerfs retirez et noircis comme charbon, et à aucuns toutes semées de gouttes de sang comme pourpre, puis montait la dicte maladie aux hanches, cuisses et espaulles, aux bras et au col, et à tous venaient la bouche si infectée et pourrie par les gencyves, que

[364] Calcutta

[365] Carpenter (K.), « Scorbut », in *Dictionnaire de la pensée médicale,* Paris, Presses Universitaires de France, 2004, p. 1021

[366] Dobson (Mary), *Disease. The extraordinary stories behind history's deadliest killers*, Londres, Quercus, p. 208

[367] Devenue rivière Saint-Charles, à Québec

[368] Carpenter (K.), « Scorbut », in *Dictionnaire de la pensée médicale,* Paris, Presses Universitaires de France, 2004, p. 1021

toute la chair en tombait jusqu'à la racine des dent, lesquelles tombaient presque toutes, et tellement se esprint de la dicte maladie à nos trois navires, qu'à la my-février, de cent-dix hommes que nous étions, il n'y en avait que dix sains, et pour ce que la maladie nous était incogneue, feist le capitaine ouvrir le corps pour voir si nous aurions cognaissance d'icelle pour préserver, si possible estait, le persus, et fust trouvée qu'il avait le cœur blanc et flétry, environné de plus d'un pot d'eau rosse comme dacte, le foye beau, mais le poumon fort noircy et mortifié et s'estait retiré tout son sang au-dessus de son cœur, pareillemment avait la rate par devers l'échine ung peu entamée environ deux doigts, comme si elle eust été frottée sur une pierre[369] ».

Au plus fort de l'épidémie, Cartier constate alors que seuls les Micmacs[370] semblent guérir du mal, probablement grâce à l'habitude de consommer une infusion d'aiguilles et d'écorce de pin. En appliquant ce traitement à ses hommes, il obtient des résultats probants. Vingt-cinq marins mourront tout de même avant la fin du terrible hiver canadien qui s'abat sur l'équipage.

S'il n'est pas traité, le scorbut est mortel. L'historienne britannique Mary Dobson estime ainsi que, entre le XVe et le XIXe siècle, c'est-à-dire pendant la période des grands voyages transocéaniques, deux millions de marins européens auraient succombé au mal, faute de soins appropriés[371].

En 1596, l'amiral anglais Richard Hawkins (1562-1622) comparera même le scorbut à une *peste des mers* : « In twentie years that I have used the sea I dare take upon me to give an accompt of ten thousand men consumed with this disease... Some learned men would write of it, for it is the plague of the

---

[369] Hakluyt (Richard), *The Principal Navigations Voyages Traffiques & Discoveries of the English Nation*, New York, Macmillan Company, 1903 ; voir également Aubry (P.), « Le scorbut, une maladie des marins du XVe au XVIIIe siècle toujours d'actualité », in *Médecine tropicale* n°61-6, 2001, p. 478

[370] Peuple algonquien de la côte nord-est d'Amérique, vivant essentiellement au Canada

[371] Dobson (Mary), *Disease. The extraordinary stories behind history's deadliest killers*, Londres, Quercus, p. 208

sea and spoyle of mariners[372] ». Il sera d'ailleurs le premier à embarquer des stocks de citron pour guérir les marins du scorbut.

En 1602, le capitaine Sebastian Viscayro dirige une expédition exploratoire de la côte ouest de la Californie. N'ayant pas de médecin à bord, il cite dans son journal une maladie qui était probablement le scorbut : « Boutons violacés plus gros que des gros grains de moutarde. Ensuite apparaissent de grands bleus, larges de deux doigts (…) durs comme des pierres (…) ces bleus, comme s'ils étaient des taches d'huile sur un linge fin, s'étendent si bien que le mollet et toute la cuisse sont violacés.(…) terribles douleurs (…) les gencives des mâchoires supérieure et inférieure, et a l'intérieur et à l'extérieur du palais, croissaient et enflaient tellement que les dents et les molaires ne pouvaient se joindre les unes aux autres.

Les dents restaient déchaussées et sans soutien, au point que, si on remuait la tête, les dents remuaient aussi (…) en neuf ou dix jours, où le navire était là (au port), tous les malades recouvrèrent la santé (…) il n'y eut aucun médecin, aucune drogue pharmaceutique, aucune ordonnance ni remède médical ou autre remède humain (…) et s'il y eut quelque remède humain, ce furent des rafraichissements des aliments frais et substantiels donnés aux malades, des choses que le général avait fait préparer et aussi le fait de manger une certaine fraise que l'on a trouvée dans ces îles[373] ».

La description confuse et romancée des symptômes confirme l'absence d'une quelconque autorité médicale à bord. Même si les notes du capitaine semblent indiquer une pathologie dermique, il est quasiment certain que c'est de scorbut qu'il s'agissait ici.

---

[372] Dobson (Mary), *Disease. The extraordinary stories behind history's deadliest killers*, Londres, Quercus, pp. 209-210

[373] Rousseau (Marie-Christine Versailles), *Le traité espagnol des maladies des gens de mer par Pedro Mario Gonzalez-1804,* Thèse de Médecine, Nantes, Université de Nantes, 1981

Les causes

Les premiers médecins modernes incriminaient le scorbut à la respiration d'un air marin malsain, charriant des « miasmes pestilentiels », qui entraînaient une « corruption des mauvaises humeurs », bien souvent fatale. D'autres attribuaient l'origine du mal à une infection contractée au contact des tribus locales.

Les gencives étant les premiers organes attaqués, le scorbut était considéré comme une putréfaction interne de l'organisme, une pestilence qui, remontant des intestins, finissait par corrompre la bouche. C'est pourquoi la nourriture a été suspectée d'être à l'origine du mal, quoique les médecins pensaient davantage à l'ingestion de viande froide et « mélancolique[374] », la piste des carences alimentaires n'ayant jamais été sérieusement retenue.

Le capitaine négrier français Joseph Brugevin sera témoin des ravages du scorbut sur sa précieuse cargaison. Il l'attribuait bien à la nourriture, mais indirectement, du fait qu'elle serait servie trop chaude : « Il faut aussi avoir la plus grande attention de bien remuer le manger qu'on leur [les captifs] distribue et de ne leur donner qu'à un degré de chaleur très modéré, parce qu'autrement, le fond serait brûlant tandis que le dessus serait presque froid ; d'où il résulterait vu l'avidité avec laquelle ils mangent, qu'ils se brûleraient infailliblement la bouche, qu'ainsi disposés, éprouveraient plus facilement les impressions de l'air salé de la mer, de manière qu'en très peu de temps le scorbut se manifesterait dans cette partie[375] ».

Antoine Poissonnier Desperrières, médecin du roi et inspecteur adjoint de la Marine et des colonies, attribuait le scorbut à une « action trop longtemps continuée d'un air froid et humide. Le relâchement des solides et une diminution graduée dans la transpiration donnent naissance aux désordres qui caractérisent le scorbut[376] ».

---

[374] La viande de lapin était considérée mélancolique

[375] Villiers (Patrick), *Traite des Noirs et navires négriers au XVIIIe siècle*, France, Edition des 4 seigneurs, 1982, p. 97

[376] Poissonnier-Desperrières (Antoine), *Traité sur les maladies des gens de mer*, Paris, Imprimerie royale, 1780, pp. 311-313

Le docteur Barthélémy Dazille, médecin de l'Ile de France, avance une explication non moins confuse, tout en incriminant les miasmes : « Lorsque les nègres sont empilés sur le pont, les vaisseaux relâchés par un air aussi chaud et aussi humide, perdaient leur action. Le sang s'épaississait, la sérosité ne s'y mêlait plus et il formait par son séjour des staces, des ecchymoses et des lividités, ce qui constitue le premier degré du scorbut[377] ».

C'est encore la température qu'invoque le docteur François Pallois, chirurgien major des vaisseaux de l'Etat : « La tristesse causée par la détention et l'incertitude de leur sort, quelque soin que l'on prît pour les égayer par les chants et la danse, les vicissitudes de température ressenties en passant de l'entrepont sur le pont par des malheureux absolument nus, donnaient lieu à la production du scorbut[378] ».

Certains témoignages commencent toutefois à établir un lien entre la maladie et une alimentation peu fraîche. Pierre-Ignace-Liévin Van Alstein[379], capitaine négrier au long cours, rapporte ainsi : « Le 21 novembre 1774, le *Duc de Laval*, chargé de 393 Noirs, effectue une traversée exagérément prolongée. Les provisions ayant diminué d'une manière drastique, le capitaine ordonne la distribution de conserves aux captifs. Le scorbut apparaît aussitôt à bord[380] ».

Sur de telles bases empiriques, les remèdes les plus loufoques sont testés, avec à la clé des résultats désastreux. Par exemple, constatant que le retour sur la terre ferme mettait un terme à la maladie, on pensait que s'enterrer jusqu'au cou

---

377 Dazille (Barthélémy J.), *Observations sur les maladies des nègres*, Paris, Didot, 1776

378 Pallois (François Vincent), *Essai sur l'hygiène navale*, Paris, Brosson, 1801

379 Belge naturalisé français, Pierre-Ignace-Liévin Van Alstein avait dû s'expatrier en 1745 à cause de la guerre de succession d'Autriche. C'est à Nantes, où il s'était réfugié chez son oncle, qu'il entamera une fructueuse carrière de négrier (11 campagnes au total). Nous faisons souvent allusion à ses carnets de bord, qui sont d'une qualité exceptionnelle

380 Van Alstein (P.-I.L.), *Capitaine négrier*, in *Mémoires de l'Institut Français d'Afrique Noire*, 1964, n°71, pp. 311-312

accélérait la guérison, de même que consommer du chapon ou du lapin[381].

Il faudra attendre les travaux du médecin naval écossais James Lind pour qu'une avancée significative soit réalisée en ce qui concerne la compréhension de l'épidémiologie et conséquemment du traitement du scorbut. Au départ, Lind privilégiait lui aussi la traditionnelle hypothèse des miasmes : « L'humidité affaiblit le ressort et l'élasticité de l'air, le rendant impropre aux nombreuses fins salutaires de la respiration… le climat froid et humide resserrait ou bouchait les pores de la peau, empêchant la transpiration insensible[382] ». Comme ses confrères, Lind est persuadé que la maladie est marine, et que l'absence de transpiration retenait les toxines dans le corps, entraînant la putrescence des tissus.

Les thérapies

Entre 1405 et 1433, l'amiral chinois Zheng He a pourtant effectué sept longues traversées de l'Océan indien, sans avoir jamais connu le scorbut. Il transportait dans ses cales de grandes quantités de haricots mungo[383], destinées à l'alimentation de l'équipage[384]. Or, on sait aujourd'hui que ce légume est très riche en vitamine C.

Lorsque le navigateur portugais Fernand de Magellan effectue son premier tour du monde, l'équipage est très durement frappé par le scorbut. Incriminant la nourriture, les 218 marins mangent des rats qu'ils mélangent avec du céleri sauvage, mais seuls 18 d'entre eux survivront[385]. Le taux de mortalité aura ainsi été de 917‰. Lorsqu'il repart pour un long

---

381 Carpenter (K.), « Scorbut », in *Dictionnaire de la pensée médicale,* Paris, Presses Universitaires de France, 2004, p. 1021

382 Carpenter (K.), « Scorbut », in *Dictionnaire de la pensée médicale,* Paris, Presses Universitaires de France, 2004, p. 1021

383 Ambérique verte, dite aussi soja vert. Plante potagère de la famille des Fabacées, ingrédient courant de la cuisine asiatique, consommé cuit ou cru

384 La plupart des récits de voyage de Zheng He ont été retracés par Ma Huan, son compagnon de route. Traduite en français, cette compilation s'intitule *Merveilles des océans*

385 Dobson (Mary), *Disease. The extraordinary stories behind history's deadliest killers*, Londres, Quercus, p. 208

voyage - dont il ne reviendra d'ailleurs jamais[386] - entre 1519 et 1522, son équipage est littéralement décimé : sur 265 hommes embarqués, 247 meurent du scorbut, soit un taux de mortalité de 932‰.

L'historiographe du *Victoria*, seul navire rescapé de l'expédition, décrit les symptômes de la maladie en des termes effrayants - mais réalistes : « Les gencives commençaient à enfler, les dents se déchaussaient, tombaient, des abcès se formaient dans la bouche. Enfin, le palais enflait d'une façon si douloureuse, qu'ils ne pouvaient plus rien avaler et périssaient misérablement[387] ».

En 1601, sur les quatre navires de la Compagnie anglaise des Indes orientales faisant cap vers les Spice Islands[388], seul le *Red Dragon* commandé par James Lancaster (1554-1618) échappe au scorbut, probablement grâce à sa cargaison d'oranges et de citrons[389]. La Compagnie hollandaise des Indes orientales, voyant l'effet bénéfique des agrumes sur l'équipage au long cours, ira même jusqu'à couvrir ses grandes escales, L'île Maurice et Sainte-Hélène notamment, de vergers de citrons verts. En 1661, la compagnie possède un millier de citronniers au cap de Bonne Espérance[390].

Le chirurgien français Jean-Baptiste Fonssagrives écrit à ce propos : « Le scorbut sur un navire est une étrangeté ; les lois maritimes anglaises en font presque un délit et prescrivent une enquête ; si elle démontre que les précautions d'usage, en

---

[386] Magellan est tué d'une flèche empoisonnée le 21 avril 1521 à Mactan, aux Philippines

[387] Aubry (P.), » Le scorbut, une maladie des marins du XVe au XVIIIe siècle toujours d'actualité », in *Médecine tropicale* n°61-6, 2001, p. 478

[388] Ancienne dénomination de l'archipel des Moluques, situé à l'est de l'Indonésie. Région productrice d'épices, dont le nom vient de l'arabe *Jazirat al Muluk*, l'île des rois

[389] Dobson (Mary), *Disease. The extraordinary stories behind history's deadliest killers*, Londres, Quercus, p. 209

[390] Conrad (I. Lawrence), Neve (Michael), Nutton (Vivian), Porter (Roy), Wear (Andrew), *Histoire de la lutte contre la maladie*, Tours, Les empêcheurs de penser en rond, 1999, p. 239

particulier l'emploi du jus de citron, ont été omises, la responsabilité du capitaine se trouve sérieusement engagée[391] ».

En 1604, l'apothicaire français François Martin de Vitré (1575-1631) mentionne les bienfaits du citron pour se préserver du scorbut : « il n'y a rien meilleur pour se préserver de ceste maladie que de prendre souvent du jus de Citron ou d'Orange, ou manger souvent du fruict, ou bien faudra faire provision des sirops de limon, d'oseille, despine vinete, d'une herbe appelée Coclearia, qui semble porter en soy le vray antidote & en user souvent[392] »

La plupart des médecins présents à bord des navires étaient chirurgiens, avec un statut inférieur à celui de médecin. Ils se contentaient de soigner les marins, et c'est donc tout naturellement que c'est chez les médecins, intellectuels plus que manuels, que l'on attendait une riposte scientifique au mal. Et elle viendra, effectivement, d'un médecin naval écossais, James Lind.

James Lind

Comme beaucoup de ses confrères, James Lind avait constaté que les marins qui mangeaient des légumes frais et des agrumes se rétablissaient rapidement. Supposant que l'acide citrique était la clé du traitement, Lind réalise en 1747 une singulière expérience à bord du *HMS Salisbury*, à bord duquel il servait alors en tant que chirurgien. L'expérience, une véritable expérimentation clinique, se révèlera concluante.

Il la décrit en 1753, dans un traité qui ne sera malheureusement pas considéré à sa juste valeur au moment de sa publication, *Treatise of the scurvy*, dédié au célèbre commodore

[391] Fonssagrives (Jean-Baptiste), *Traité d'hygiène navale, ou De l'influence des conditions physiques et morales dans lesquelles l'homme de mer est appelé à vivre et des moyens de conserver sa santé*, Paris, J.-B. Baillière, 1856, p. 570

[392] Martin de Vitré (François), *Description du premier voyage faict aux Indes Orientales par les François en l'an 1603 contenant les mœurs, loix, facons de vivre religions et habits des Indiens: une description et remarque des animaux, epiceries, Drogues Aromatiques et fruicts qui se trouvent aux Indes: un traicté du scorbut qui est une maladie estrange qui survient à ceux qui voyagent en ces contrées, dédié au roi*, Paris, Laurent Sonnius, 1604

Georges Anson[393] : « Voici la description des expériences. Le 20 mai 1747, je pris à bord du Salisbury, en mer, douze patients affectés du scorbut. Leurs cas étaient aussi similaires que je le pouvais souhaiter. Ils avaient tous les gencives putréfiées et la peau couverte de taches, étaient atteints de langueur et souffraient de faiblesse aux genoux.

Ils étaient étendus ensemble en un même endroit de l'avant-cale, qui se trouvait convenir aux malades, et ils étaient tous au même régime, à savoir, le matin du gruau[394] à l'eau adouci de sucre ; souvent pour dîner un brouet[395] de viande de mouton fraîchement abattue, et d'autres fois du pudding et des biscuits bouillis avec du sucre ; et à souper, de l'orge, des raisins secs, du riz et des groseilles, du sagou et du vin, ou équivalent. Pour deux d'entre eux, on prescrivit un quart de gallon de cidre[396] par jour.

Deux autres prenaient vingt-cinq gouttes d'élixir de vitriol trois fois par jour[397], à jeun, en usant pour leurs bouches d'un gargarisme que l'on en avait fortement acidulé. Deux autres encore prenaient deux cuillérées de vinaigre[398] trois fois par jour, à jeun, et en acidulaient fortement leurs gruaux et le reste de leur nourriture, ainsi que le gargarisme pour la bouche.

Deux des patients les plus affligés, dont les jarrets avaient les tendons raidis (symptôme qu'ils étaient les seuls à présenter), furent mis à l'eau de mer. Ils en buvaient une demi-pinte chaque jour, parfois plus, parfois moins, selon que ce remède agissait en douceur ou non.

A deux autres, l'on donnait quotidiennement deux oranges et un citron ; ils les mangeaient voracement, à jeun, à différentes heures de la journée. Ils ne demeurèrent que six jours à ce régime, ayant consommé la quantité que l'on en pouvait

---

393 Officier de marine, explorateur et aristocrate britannique, né en 1697 et décédé en 1762. Il effectue un retentissant voyage autour du monde entre 1740 et 1744

394 Préparation de grains de céréales, sorte de bouillie

395 Plat composé de viande sous forme semi-liquide, consommé dans la Grèce antique, puis au Moyen Age

396 Quasiment un litre, un gallon étant équivalent à 3.78 litres

397 3ml d'acide sulfurique dilué dans de l'eau

398 18 ml

épargner. Les deux patients restants prenaient trois fois par jour une portion, qui équivalait en volume à une noix de muscade, d'un condit[399] recommandé par un chirurgien de l'Hôpital, fait d'ail, de graines de moutarde, de racines de radis sauvage, de baume du Pérou et de gomme de myrrhe, avec pour boisson ordinaire de la tisane d'orge bien acidulée de tamarins, cette même boisson, augmentée de crème tartrique étant utilisée en décoction pour les purger trois ou quatre fois durant le régime[400] ».

Lorsque, au bout de six jours, les marins consommant des agrumes sont quasiment guéris, Lind conclut que les citrons et les oranges sont « des remèdes des plus efficaces pour cette affection maritime[401] ».

L'expérience est sans appel, et l'emploi du citron à des fins thérapeutiques apparaît comme une évidence. En 1757, Lind propose ainsi la consommation de jus de citron, d'agrumes et de légumes frais[402]. Ses recommandations sont toutefois considérées avec beaucoup de scepticisme par l'amirauté britannique, probablement du fait que le chirurgien naval ne disposait pas de suffisamment d'appuis politiques solides.

Pourtant, la rigueur de son expérience et l'acuité de ses déductions sont saluées aujourd'hui encore par de nombreux chercheurs. Eric Martini, par exemple, écrit à propos de cette expérience fondamentale : « L'expérience de Lind est une révolution intellectuelle majeure : pour la première fois dans l'histoire de la médecine, un homme propose une déduction

---

399 Substance végétale pénétrée et recouverte de sucre candi

400 Lind (James), *A Treatise of the Scurvy in Three Parts. Containing an inquiry into the Nature, Causes and Cure of that Disease, together with a Critical and Chronological View of what has been published on the subject*, Londres, A. Millar, 1753

401 Lind (James), *A Treatise of the Scurvy in Three Parts. Containing an inquiry into the Nature, Causes and Cure of that Disease, together with a Critical and Chronological View of what has been published on the subject*, Londres, A. Millar, 1753 ; Voir également Carpenter (Kenneth), *Scorbut*, in *Dictionnaire de la pensée médicale*, Paris, Presses Universitaires de France, 2004, p. 1022

402 Lind (James), *A Treatise of the Scurvy in Three Parts. Containing an inquiry into the Nature, Causes and Cure of that Disease, together with a Critical and Chronological View of what has been published on the subject*, Londres, A. Millar, 1753

empirique là où la théorie était insuffisante pour expliquer les observations ».

Il faudra qu'un autre médecin de marine écossais, mieux introduit dans la sphère politique, le docteur Gilbert Blane (1749-1834) défende avec ferveur les thèses de Lind pour qu'elles soient enfin sérieusement prises en considération. Blane publie en 1780 un traité intitulé *On the most effective means for preserving the health of seamen, particularly in the Royal Navy,* dans lequel il développe un véritable plaidoyer du jus de citron. Ce n'est toutefois qu'en 1795, lorsqu'il est nommé commissaire au bureau des marins malades et blessés[403], qu'il a véritablement les moyens d'introduire une réforme dans la marine britannique[404].

Au-delà de dix jours de navigation, chaque membre d'équipage doit désormais boire quotidiennement trois quarts d'once de jus de citron, l'équivalent d'un quart de litre[405] La même règlementation est appliquée à partir de 1854 dans la marine marchande britannique.

Ce que l'on peut retenir aujourd'hui de cet enchaînement de faits, c'est que le médecin naval, considéré avec beaucoup d'égard à bord du navire, tant qu'il sauve des vies, reste peu considéré au niveau des sphères politiques, lorsqu'il s'agit de transposer des théories en actions concrètes. Ce que l'on retient également, c'est que la médecine navale reste encore largement empirique au XIXe siècle : certes on sauvait des vies, mais c'était sur la base d'expériences, de récits de voyage, de constats plus ou moins hasardeux.

Le scorbut recule alors d'une manière spectaculaire en Angleterre, mais réapparaît en 1860 lorsque le jus de citron en conserves, trop coûteux, est remplacé par du jus de lime douce,

---

[403] Commissioner of the Sick and Wounded Board

[404] Baxby (D.), « Lind's clinical trial and the control of scurvy », in *Journal of the Royal Society of Medecine*, septembre 1997, 90 (9), pp. 526-527

[405] Conrad (I. Lawrence), Neve (Michael), Nutton (Vivian), Porter (Roy), Wear (Andrew), *Histoire de la lutte contre la maladie*, Tours, Les empêcheurs de penser en rond, 1999, p. 239 ; voir également Vale and Edwards, *Physician to the Fleet: The Life and Times of Thonas Trotter 1760-1832*, Woodbridge, The Boydell Press, 2011

beaucoup plus pauvre en vitamine C[406]. Cela vaudra d'ailleurs aux marins britanniques d'être surnommés « lime-juicers », puis « limeys ».

Une autre tentative, initiée cette fois par James Lind, se révèlera tout aussi inefficace : afin de pouvoir stocker de plus grandes quantités de citron dans les cales des navires, il fait presser les fruits, et réduire ensuite leur jus par évaporation, jusqu'à obtenir un suc. Le processus appauvrit toutefois le suc en vitamine C, cette dernière ayant été détruite par la chaleur.

En 1766, le navigateur anglais Samuel Wallis est le premier à mettre en pratique les théories de Lind, en embarquant à bord du *HMS Dolphin* un stock d'agrumes[407]. Les médecins britanniques préconisaient également le punch, moins pour le rhum que pour le citron qui l'accompagnait.

En 1801, le docteur François-Vincent Pallois, l'un des derniers « chirurgiens-navigans » du port de Nantes, confirme « les succès obtenus de l'emploi des limons, oranges et autres fruits acidulés pour guérir ou pallier le scorbut…[Il conseille de se servir des fruits]...comme d'un moyen accessoire... sans compter sur leur efficacité[408] ». La choucroute est également introduite dans les menus des marins.

Lind n'avait pas encore les moyens de le savoir, mais le scorbut était en réalité une pathologie provoquée par une carence en vitamine C. La maladie se déclarait donc naturellement au sein de populations qui ne consommaient ni fruits ni légumes frais, sources majeures de cette vitamine qui n'est pas synthétisée par le corps humain. Marins au long cours, prisonniers, citadins assiégés, réfugiés, et autres groupes humains en état de privation alimentaire provisoire ou permanente, en étaient donc systématiquement atteints.

Le déficit de vitamine C réduit la protection des parois des vaisseaux sanguins, l'immunité de l'organisme et retarde la cicatrisation. Les principaux symptômes du scorbut sont une

---

[406] Osborne (M.), « Médecine navale », in *Dictionnaire de la pensée médicale,* Paris, Presses Universitaires de France, 2004, p. 780

[407] Mac Leod (A. B.), *British Naval Captains of the Seven Years' War. The View from the Quarterdeck*, Boydell Press, 2012, p. 118

[408] Pallois (François Vincent), *Essai sur l'hygiène navale*, Paris, Brosson, 1801

hémorragie de la muqueuse buccale, une inflammation violente des gencives, un déchaussement suivi d'une perte des dents, des hémorragies, et à terme la mort. Au-delà de ces dégradations, le scorbut majore toutes les autres pathologies, même les plus bénignes, pouvant parfois les rendre mortelles[409].

En 1805, l'inventeur français Nicolas Appert met au point le procédé d'appertisation, ou conserve alimentaire. En utilisant la chaleur, il stérilise les aliments dans des contenants hermétiques et stériles, d'abord des bouteilles en verre puis des boîtes en fer-blanc. Il crée ainsi la première usine de conserves au monde, ce qui permettra désormais d'assurer aux marins une alimentation équilibrée et contenant suffisamment de vitamines pour éliminer les risques de scorbut à bord, même lors des longues traversées[410].

Le scorbut sur les négriers

Nous avions eu l'occasion de constater, au cours de précédentes recherches, que le scorbut pouvait se montrer particulièrement virulent sur les navires négriers, et notamment au cours du *middle passage*. En effet, il était quasiment systématiquement mentionné dans les documents de bord des expéditions négrières, tout au long de la traite atlantique. Au XVIIe siècle, on appelait d'ailleurs le scorbut *mal de Loando*[411], car il était endémique en Angola.

C'est ainsi que, en 1775, le capitaine du négrier *Le Duc de Laval* consigne dans son livre de bord : « Le 5 décembre, compté nos captifs et trouvé 388. Le scorbut enlève des hommes. Le 5 janvier 1775, pendant la nuit, il nous est mort d'escorbut 3 hommes, un négrillon[412] nommé Portier, une négresse nommée Sophie. Le 11 janvier, il nous est mort 2 hommes et 2 femmes d'escorbut, malgré tout le secours qu'on peut naturellement leur donner, mais la révolution de la terre y a beaucoup contribué. Le 12 janvier, la goélette anglaise *Sophie*

409 Bouhdiba (Sofiane), *Gorée, la porte sans retour. La mortalité des captifs à bord des navires négriers*, Paris, L'Harmattan, 2014

410 Barbier (Jean-Paul), *Nicolas Appert, inventeur et humaniste*, Paris, 1994

411 Au XVIIe siècle, le scorbut était endémique en Angola

412 Enfant noir, péjoratif

nous a parlé et jeté un bout de ligne pour nous envoyer dessus comme va-et-vient une certaine quantité d'oranges et citrons que je lui avais demandée.

Le 13 janvier, nous donnons à nos nègres les plus affectés les citrons et des oranges ce qui paraît leur faire beaucoup de bien. Les marins avaient constaté depuis longtemps l'effet bienfaisant des agrumes. Mais il était impossible de garder, dans un bâtiment de bois, des fruits et des légumes frais pendant 2 mois et pour 500 personnes[413] ».

Au bout de 53 jours de traversée entre Malimbe et le Cap-Français, le *Duc de Laval* a perdu 46 esclaves, tous morts du scorbut[414]. Au final, le taux de mortalité de la traversée aura été de 12%, ce qui est conforme à la moyenne observée sur les navires négriers, en cette fin de XVIIe siècle.

Le cas de *La Petite Fille* est également intéressant, car malgré une faible mortalité, c'est un troupeau miné par le scorbut qu'examinera l'inspecteur sanitaire du port de la Guadeloupe : « A la Guadeloupe, le 9 mai 1792, visite du chirurgien. 93 nègres sont sur le pont : il les aurait trouvés ayant pâti par le voyage, ce qui leur a occasionné du scorbut à la plus grande partie. 88 négresses ou négrillons sur le gaillard d'arrière : il les aurait également trouvés attaqués du scorbut, sans aucune maladie apparente si ce n'est un jeune négrillon attaqué des pians[415] ».

Une intéressante étude réalisée sur 42 *middle passage* réalisés par des négriers hollandais, ayant transporté au total quelques 20 653 captifs dans les années 1790[416], a pu montrer que le scorbut s'était manifesté sur 19 navires, causant la mort de 534 Noirs, représentant ainsi 15% du total des décès (3 563 décès consignés durant les 42 expéditions).

---

413 Pallois (François Vincent), *Essai sur l'hygiène navale*, Paris, Brosson, 1801, p. 312

414 Poissonnier-Desperrières (Antoine), *Traité sur les maladies des gens de mer*, Paris, Imprimerie royale, 1780, p. 312

415 Mettas (Jean), *Répertoire des expéditions négrières françaises au XVIIIe siècle, Tome I,* Paris, Serge Daget, 1978, p. 781

416 Klein (Herbert S.), *The Atlantic slave trade*, Cambridge, Cambridge University Press, 1999, p. 151

Le scorbut, qui a la particularité d'incuber pendant longtemps avant de se déclarer, peut avoir été contacté lors des séjours prolongés dans les « barracoons[417] », comme le suggère le dénommé La Renaudais, probablement médecin à bord du négrier français *La Vénus* : « Le scorbut s'est déclaré trois ou quatre jour après leur arrivée... presque toute la cargaison en a été attaquée... Ce qu'il y a de surprenant, c'est que ceux qui ont paru se bien porter dans le commencement de leur arrivée et qui ont été un mois sans que l'escorbut se déclara, se déclare aujourd'hui ; le sieur La Renaudais prétend que cela vient de ce qu'ils ont été 5 mois à attendre un vaisseau sur l'île de Gorée où ils n'ont fait qu'un repas par jour et bu de l'eau saumâtre ; il croit qu'il n'y a que cela qui ait pu causer cette maladie, parce que sa traversée ayant été courte, ils n'auraient pu la gagner en si peu de temps[418] ».

Le *béribéri*

Citons pour clore ce chapitre que les carences en vitamines, liées aux longues traversées, pouvaient créer d'autres pathologies, telles que le *béribéri*. Le nom provient du Cinghalais, langue du Sri Lanka, et signifie « je ne peux pas, je ne peux pas », une fatigue extrême étant le symptôme majeur de cette pathologie. Il s'agit en fait d'une maladie causée par un déficit en vitamine B_1, provoquant une insuffisance cardiaque et de graves troubles neurologiques.

Le chirurgien naval français Jean-Baptiste le mentionne, comme une pathologie nautique : « à terre, M. Le Roy de Méricourt l'a démontré surabondamment dans un intéressant travail sur cette maladie exotique, mais il n'en est pas moins bien établi qu'il se plaît sur les bâtiments plus qu'ailleurs et que, quand des passagers de race jaune sont entassés sur des navires pour y faire de longues traversées, l'explosion de cette redoutable maladie est toujours à craindre.

---

[417] Baraques provisoires dans lesquelles les captifs étaient enfermés avant d'embarquer sur les navires négriers

[418] Mettas (Jean), *Répertoire des expéditions négrières françaises au XVIIIe siècle, Tome II,* Paris, Serge Daget, 1978, p. 578

Les nombreux écrits des médecins de la marine qui ont navigué sur les bâtiments affectés à l'émigration indochinoise sont unanimes pour faire ressortir l'influence de l'habitat nautique sur la production fréquente du béribéri. Je dois, au reste, renvoyer le lecteur à un autre endroit de ce livre où j'ai déjà traité de l'étiologie de cette maladie, laquelle me paraît avoir plus que des analogies avec le scorbut[419] ».

[419] Fonssagrives (Jean-Baptiste), *Traité d'hygiène navale, ou De l'influence des conditions physiques et morales dans lesquelles l'homme de mer est appelé à vivre et des moyens de conserver sa santé*, Paris, J.-B. Baillière, 1856, p. 571

Chapitre XII
LA DYSENTERIE

Le mot « dysenterie » provient du grec ancien *δυσεντερία*, désignation savante de la diarrhée. C'est la raison pour laquelle la dysenterie englobe parfois plusieurs formes de diarrhées, voire de choléra bénin. Il s'agit d'une infection du côlon, et les principaux symptômes sont généralement une violente diarrhée aqueuse et sanguinolente[420], souvent accompagnée de crampes abdominales douloureuses.

Comme le choléra, la dysenterie est provoquée par la consommation d'eau ou d'aliments contaminés par des micro-organismes. La *Turista*, qui affecte aujourd'hui les visiteurs occidentaux en Afrique de l'Ouest et en Asie, en est une forme bénigne. Elle est bien connue des passagers en croisière qui débarquent quelque temps dans un port d'escale à Dakar, Abidjan, Sao Tomé.

On distingue la dysenterie bacillaire (ou bactérienne), causée par la bactérie *Shigella*[421], et la dysenterie amibienne, causée par l'amibe[422] *Entamoeba histolytica. Entamoeba histolytica* qui se loge dans la lumière du gros intestin, où il se nourrit des débris du côlon, avant de pénétrer dans la muqueuse intestinale, où il crée de graves ulcérations. Il infecte ensuite le foie, le poumon et en phase ultime le cerveau.

Liée à la mauvaise alimentation et la mauvaise qualité de l'eau potable - lot quotidien du marin - la dysenterie est une maladie qui accompagne souvent les longues expéditions

---

[420] Communément appelée « diarrhée rouge »

[421] Dénommée ainsi en honneur au bactériologiste japonais Kiyoshi Shiga, qui l'a découverte en 1897

[422] Parasite microscopique hématophage de 20 à 40 micromètres de diamètre

maritimes, et atteint généralement des pics de mortalité durant les périodes de grandes chaleurs[423].

La dysenterie, que les navigateurs brésiliens dénommaient *càmaras*, était crainte pour sa létalité élevée et sa forte contagiosité, mais également du fait qu'elle était régulièrement invoquée comme prétexte - fondé, certes - pour mettre en quarantaine un navire dès son arrivée au port d'escale. Certains auteurs, tels Jean-Pierre Tardieu, évoquent même une « psychose de la dysenterie » chez les habitants des ports situés sur les grandes routes maritimes. En effet, lorsque les inspecteurs sanitaires visitent un bateau suspect[424], ils ont pris l'habitude de commencer par interroger le chirurgien à propos d'éventuels cas de dysenterie à bord. S'ils se rendent compte que certains membres d'équipage ou des passagers ont succombé à la maladie durant la traversée, ils ordonnent immédiatement de faire hisser le pavillon jaune en haut du mât de misaine[425].

C'est la mésaventure qui arriva, par exemple, au navire négrier espagnol *La Luisa* en 1804, lorsqu'il accosta à Montevideo en provenance du Mozambique, chargé de captifs malades[426] : « Les médecins ne se laissaient donc pas intimider et faisaient preuve de conscience professionnelle, comme le prouva leur attitude lors de la visite de *La Luisa* en 1804. Parmi

---

[423] Marvaud (Angel), *Les Maladies du soldat, étude étiologique, épidémiologique, clinique et prophylactique*, Paris, Félix Alcan éditeur, 1894, p. 551

[424] Il faut souligner que la visite des médecins était parfois retardée. En effet, les inspecteurs devaient rejoindre les navires ancrés au large des ports, à bord de petits canots, ce qui n'était guère possible en cas de mauvais temps. De tels retards aggravaient la situation sanitaire des marins et passagers, si un virus était présent sur le navire

[425] En vertu des conventions internationales, le drapeau jaune - couleur visible de loin - indique que le navire est en quarantaine, ce qui signifie que nul ne doit en débarquer ni y embarquer pour une durée déterminée, généralement entre une dizaine et une vingtaine de jours. Pour plus de détails, voir Bouhdiba Sofiane, *Pavillon jaune. Histoire de la quarantaine de la Peste à Ebola*, L'Harmattan, Paris, 2016

[426] *Archivo general de la nacion, Montevideo, Uruguay, Epoca colonial, Escribania de gobierno y hacienda, Caja 74-doc. 188, Visita de arribada de la fregata Espanola La Luisa su capitan Donisio de los Santos, procedente de Mozambique*, 1804

les 300 Noirs qu'elle avait embarqués à Mozambique, 91 étaient morts de dysenterie.

En raison de ce grand nombre de décès, estimèrent les médecins, il convenait de mettre le bâtiment en quarantaine pendant quelques jours pour voir si persistait la maladie dont avaient souffert les Noirs pendant la traversée. On leur donnerait des vivres frais avec la prudence requise en ces cas. Passés cinq ou six jours, ils seraient de nouveau examinés. Une seconde visite fut aussi décidée pour *El Pigon* et *La Aurora* en 1806[427] ».

L'enquête précitée, menée sur 42 *middle passage* réalisés par des négriers hollandais dans les années 1790[428], et concernant 20 653 captifs, avait ainsi révélé des résultats intéressants : d'abord, la dysenterie a été la principale cause des 3563 décès constatés pendant les traversées, contribuant ainsi largement à déterminer un taux de mortalité élevé (172‰). En effet, la maladie avait causé des décès sur 41 traversées, et seul un voyage s'était achevé sans que le médecin de bord n'ait déclaré la maladie sur son journal. Au total, durant les 42 traversées du panel, la dysenterie aura causé 1177 décès, soit 34% du total des décès observés.

La cause des épidémies de dysenterie sur les navires négriers résidait sans doute dans l'improbable alimentation des captifs. Dans ses carnets de voyage des années 1594-1602, le négrier florentin Francesco Carletti notait déjà que la dysenterie des Noirs était causée par une alimentation mal cuite et par l'habitude de manger du poisson cru pêché pendant la traversée[429].

Dans un espace confiné et sale, les bactéries se propagent plus rapidement entre les captifs. Sir Thomas Fowell Buxton,

---

[427] Tardieu (Jean-Pierre), *La traite des Noirs entre l'océan indien et Montevideo (Uruguay). Fin du XVIIIe siècle et début du XIXe*, Paris, L'Harmattan, 2010, p. 41. Pour plus de détails, voir *Archivo general de la nacion, Montevideo, Uruguay, Epoca colonial, Capitania del puerto, Libro95-1805-1818, Fragata americana El Pigon-16-I-1806 et Fragata amricana La Aurorra 10-III-1806*

[428] Klein Herbert (S.), *The Atlantic slave trade*, Cambridge, Cambridge University Press, 1999, p. 151

[429] Carletti (Francesco), *My voyage around the world*, Pantheon books, 1964, pp. 15-17

député britannique, brasseur et surtout grand abolitionniste[430], s'indigne ainsi des conditions de transport des captifs sur les négriers britanniques : « Le plancher de leur chambre était tellement couvert du sang et du mucus que la dyssenterie leur avait fait rendre, qu'on se serait cru dans un abattoir. Il n'est pas au pouvoir de l'imagination de se représenter une scène plus horrible ou plus dégoûtante[431] ».

Le chéringose

Lors d'un précédent travail de recherche sur la mortalité des esclaves pendant le terrible *Middle passage*[432], nous avions consulté un très grand nombre de documents rédigés par des capitaines au long cours. C'est dans le journal de bord du négrier français *La Licorne* que nous avions alors eu l'occasion de prendre connaissance d'une étonnante maladie, apparemment spécifique aux gens de mer, et plus particulièrement aux captifs : le chéringose.

Le capitaine de *La Licorne*, Joseph Brugevin (1736- ?), personnage incontournable dans l'histoire de la traite atlantique, consigne ce qui suit : « Cette maladie funeste est le chéringose ; connu à la côte de Guinée sous le nom de dissenterie, mais d'une nature différente de la dissenterie ordinaire. Elle devient putride et, en très peu de temps, épidémique et incurable. Lorsqu'elle est parvenue à un certain degré de putréfaction, ceux qui en sont attaqués périssent bientôt et il s'en rencontre d'une complexion vigoureuse et qui ont assez de force et de courage pour supporter les suites de cette cruelle maladie, la force de leur tempérament pourra peut-être en triompher ; mais j'affirme qu'il ne s'en trouvera pas un sur vingt-cinq ; et tous

---

[430] En 1823, il a activement participé à la fondation de l'Anti-Slavery Society, devenant ainsi une figure politique de l'abolition de l'esclavage en Grande Bretagne. Un magnifique monument lui est consacré dans l'abbaye de Westminster, ainsi qu'un mémorial à l'émancipation des esclaves, aux Victoria Tower Gardens

[431] Buxton (Thomas Fowell), *The African slave trade and its remedy*, Londres, 1840, p. 139

[432] Bouhdiba (Sofiane), *Gorée, porte sans retour. La mortalité des captifs à bord des navires négriers*, Paris, L'Harmattan, 2014

les remèdes possibles ne peuvent guérir ceux qui en sont attaqués, lorsque le mal est parvenu à un certain degré[433] ».

Le chéringose est mentionné par d'autres chirurgiens de navires négriers du XVIIIe siècle, et en particulier ceux qui capturaient les esclaves en Afrique de l'Ouest, et notamment sur la côte de Guinée. Le mot, qui doit avoir une origine locale, doit probablement désigner une forme virulente de dysenterie, peut-être de fièvre typhoïde. Les récits de capitaines négriers ne mentionnent toutefois pas les symptômes les plus caractéristiques de ces pathologies, à savoir une diarrhée sanglante pour la dysenterie[434], et un état de *τῦφος*[435] pour la fièvre typhoïde.

Quoi qu'il en soit, la mortalité due à la maladie semble particulièrement élevée, comme en atteste cet extrait du journal de bord du capitaine Joseph Brugevin : « Le même jour le navire nantais Le Breton appareilla du port et fit route pour Saint-Domingue. Il avait eu le malheur de perdre dans le trajet de Mozambique au cap de Bonne Espérance et pendant sa relâche audit lieu, 200 nègres, presque tous de cette fatale maladie de chéringose[436] ». L'emploi du mot « Fatale » sur le document souligne la forte létalité da la pathologie, dont le taux de mortalité semblait varier entre 80‰ et 330‰, selon les carnets de bord que nous avons étudiés.

Brugevin témoigne de l'impuissance des chirurgiens navals face à cette maladie : « Dans les différents voyages que j'ai fait, j'ai eu le plus grand soin d'embarquer des chirurgiens de la plus haute réputation et les meilleurs sujets pour le commerce de la côte de Guinée. Je me suis muni de tous les remèdes propres à toutes sortes de maladies et principalement pour le chéringose.

Je rendrai justice à tous les chirurgiens qui ont navigué avec moi dans les huit voyages que j'ai fait tant pour les isles de France ou de Bourbon que pour nos colonies de l'Amérique, ils ont fait preuve de grandes connaissances dans leur état, d'intelligence et de zèle par leur application constante et leurs

---

433 Villiers (Patrick), *Traite des Noirs et navires négriers au XVIIIe siècle*, France, Edition des 4 seigneurs, 1982, p. 89

434 D'où son surnom de « diarrhée rouge »

435 Typhos, torpeur, voire stupeur

436 Extrait du journal de bord de Joseph Brugevin

recherches pour découvrir un remède efficace contre cette affreuse maladie mais leurs entêtements n'ont point eu un succès complet. Ils n'ont pu que modérer le mal sans détruire la cause, ce qui m'a fait croire, ainsi qu'à ceux que j'avais consulté, qu'il n'existait point de remèdes qui puissent en triompher[437] ».

L'impuissance des chirurgiens navals sera telle que le capitaine Brugevin avouera avoir fait pratiquer des autopsies[438], afin d'identifier l'origine du mal : « Dans mes premiers voyages, j'ai fait ouvrir plusieurs cadavres pour connaître la nature du mal et quel en était le foyer. J'ai observé que tous les intestins étaient gangrénés intérieurement et chargés de pustules, tirant sur le jaune et le vert, et le mizentère[439] dans une inflammation générale, ce qui faisait croire aux chirurgiens qu'il n'y avait point de remèdes propres à arrêter le progrès ou à détruire cette espèce de peste capable de perdre une cargaison entière...[440] ».

En 1776, le docteur Pierre Jeantillot de Sainte-Foy, premier chirurgien de *La Licorne*, parvient à concocter un remède - une sorte de tisane pour le moins étrange - qui semble particulièrement efficace : « Mettre dans six pintes de Paris[441] d'eau commune quatre onces[442] de mie de pain quatre onces de riz deux onces et demie de rapure de corne de cerf. Faites bouillir le tout ensemble dans un vase jusqu'à réduction à cinq pintes, cela formera une tisane blanchâtre qu'on laissera reposer et l'on en fera boire au malade un verre de lait de deux en deux heures même plus souvent, si le malade ne s'en dégoûte pas. Ce

[437] Villiers (Patrick), *Traite des Noirs et navires négriers au XVIIIe siècle*, France, Edition des 4 seigneurs, 1982, p. 89

[438] Acte risqué, car les captifs africains étaient persuadés que les négriers étaient anthropophages et les découpaient pour les dévorer. On signale même quelques cas de suicide chez les Noirs, certains préférant se donner la mort plutôt qu'être dévorés vifs

[439] Le mizentère, ou mésentère, est un repli du péritoine reliant les anses de l'intestin grêle à la paroi postérieure de l'abdomen

[440] Villiers (Patrick), *Traite des Noirs et navires négriers au XVIIIe siècle*, France, Edition des 4 seigneurs, 1982, p. 89

[441] Une pinte de Paris équivaut à 0.93 litres

[442] Une once équivaut à 30.59 grammes

breuvage est astringent[443]. On peut en faire usage aussitôt que le malade est attaqué du chéringose et le donner pour boisson ordinaire après le traitement pendant 2 ou 3 jours, pourvu que le malade n'y répugne pas car il faut avoir pour principe de ne rien donner au malade qui le dégoûte[444] ».

Le capitaine Joseph Brugevin, qui avait recruté le docteur Pierre Jeantillot de Sainte-Foy en tant que premier chirurgien de *La Licorne*, s'en déclare satisfait, puisqu'il consigne dans son livre de bord : « Je le répèterai donc avec franchise et avec assurance que donne une parfaite conviction, je dois le succès de mon dernier voyage[445] à l'heureuse découverte que mon chirurgien a faite de ce remède. Il avait donc le commencement fait usage de différents autres remèdes qui n'ont point eu le même succès.

Il a par exemple employé le *diascordium*[446], il en faisait prendre à jeun un gros[447] dans un verre de vin blanc, pendant 3 ou 4 jours de suite, il en a guéri quelques uns de cette manière, mais la maladie se reproduisait peu de jours après. Ce remède peut avoir son utilité, mais il n'égale point l'efficacité de l'autre[448]». Le capitaine Brugevin fait ici mention de plusieurs remèdes, témoignant du fait que les chirurgiens navals avaient tout loisir pour confectionner des remèdes, en mélangeant les produits du coffre de mer, et les tester sans scrupules sur les passagers du navire, véritables cobayes.

Le capitaine de *La Licorne* fait ensuite preuve d'un humanisme rare pour un négrier, mais qui n'est pas sans rappeler que nous sommes alors en plein siècle des Lumières, mouvement intellectuel basé sur la promotion des connais-

---

[443] Resserre et assèche les tissus

[444] Villiers (Patrick), *Traite des Noirs et navires négriers au XVIIIe siècle,* France, Edition des 4 seigneurs, 1982, p. 94

[445] Entendez : une faible mortalité des captifs

[446] Remède de la famille des électuaires, connu également sous le nom d'*électuaire opiacé astringent*. Il fait partie de la pharmacopée maritime occidentale du XVIIIe siècle, comme la thériaque. Il s'agit d'ailleurs d'une version de la thériaque, simplifiée et additionnée d'opium

[447] Le gros est une ancienne unité de masse, autrefois très usitée des apothicaires, équivalent à 3.8 grammes

[448] Villiers (Patrick), *Traite des Noirs et navires négriers au XVIIIe siècle,* Edition des 4 seigneurs, France, 1982, p. 95

sances et l'encouragement des sciences au travers de l'échange intellectuel. Il écrit ainsi dans son carnet de bord : « Il ne paraît pas que le dernier remède ait été mis en usage par les chirurgiens employés à la navigation de la côte de Guinée, si quelques uns le connaissaient et s'en sont servis, ils n'ont point voulu publier les résultats qu'ils ont obtenus ni leurs observations régulières.

Mon chirurgien n'a point cru devoir laisser ignorer un remède aussi précieux à l'humanité et aussi utile au commerce des nègres[449], objet de tant de recherches depuis plusieurs années et dont la privation a occasionné des pertes immenses à une infinité d'armateurs, il a pensé au contraire qu'il aurait trahi sa conscience et manqué à son devoir s'il eût gardé le silence sur une aussi heureuse découverte et prévenu que j'étais obligé d'instruire le ministre de la marine du remède qui avait eu un si heureux succès, il s'est empressé de me le faire connaitre tel que je l'ai décrit ci-dessus dans l'espoir que le ministre de la marine voudra bien le rendre public, particulièrement aux places du royaume qui font le commerce de Guinée et de Mozambique…ce remède peut être d'une grande utilité dans les armées de terre et de mer où la dissentrie fait quelques fois les plus grands ravages…

Je croirais manquer à la reconnaissance que je dois au sieur Pierre Jeantillot de Sainte Foy en Périgord, premier chirurgien du navire *La Licorne* que je commandais, auteur de la découverte de ce remède, si je me hâtais de rendre justice à ses lumières et à son zèle pour réussir à détruire un si horrible fléau en priant le ministre de la marine de vouloir bien faire participer le sieur Jeantillot à la bienfaisance de Sa Majesté suivant la lettre de M. de Sartine à la Chambre de Commerce de Bordeaux en date du 1er avril 1776, en faveur de ceux qui, dans leur état, feraient quelque découverte utile au commerce et au bien de ses sujets.

Si les preuves constantes et réitérées de l'efficacité de ce remède que j'ai apportées cy-devant ne paraissaient pas assez fortes pour en ordonner la publication, on peut ordonner de

---

449 Noter le subtil humanisme, tout à fait inattendu chez un négrier

nouvelles expériences dont le résultat sera, je pense, en faveur de cette découverte[450] ».

Le ton quelque prétentieux du capitaine Brugevin montre qu'il accordait une bien grande importance à ce qui n'était finalement peut-être rien de plus qu'une tisane plus ou moins apaisante. Ce qu'il faut retenir ici, c'est que le rôle du chirurgien naval en cette fin de XVIIIe siècle dépasse assurément le simple service à bord : il ne s'agit plus simplement de veiller à la santé des passagers du navire, mais bien de contribuer au développement de la science médicale, au travers de la communication des résultats empiriques.

Car, ne l'oublions pas, le chirurgien naval est un scientifique, un intellectuel. Quant au capitaine et à l'armateur, les succès des découvertes de leurs chirurgiens devaient certainement rejaillir sur leur propre personne, et indirectement sur leur activité commerciale.

Le *Bicho*

Les chirurgiens exerçant à bord des navires négriers sur les côtes angolaises mentionnaient parfois une pathologie que les négriers brésiliens appellaient *bitios de kis*, ou plus simplement *bicho*[451]. Il s'agit d'une sorte de grave infection intestinale, assimilée à la dysenterie. Non traitée, elle entraîne une inflammation du rectum, voire une gangrène.

L'Histoire générale des voyages ou nouvelle collection de toutes les relations de voyage par mer et par terre mentionnait déjà cette maladie, qui semblait sévir d'une manière endémique à Luanda : « Ils [les Nègres] sont fort affligés d'une autre maladie, qu'ils appellent *Bitios de Kis*, dont les symptômes sont

---

[450] Villiers (Patrick), *Traite des Noirs et navires négriers au XVIIIe siècle*, France, Edition des 4 seigneurs, 1982, pp. 95-96

[451] Hoeppli (Rudolph), *Parasitic diseases in Africa and the Western hemisphere: early documentation and transmission by the slave trade*, Bâles, Verlag fur Recht und Gesellschaft, 1969, pp. 187-188. Pour plus de détails, voir Chandler (David Lee), *Health and slavery in colonial Colombia*, New York, Arno Press, 1981, p. 103. Voir également Miller (Joseph Calder), *Way of death: Merchant Capitalism and the Angolan Slave Trade, 1730-1830*, Etats-Unis, University of Wisconsin, 1988, pp. 429-430

une profonde mélancolie, avec de grands maux de tête et des faiblesses de jambes, accompagnées de vives douleurs. Elle leur faisait enfler aussi les yeux, comme s'ils étoient prêts à leur sortir de la tête.

Leur remède est de se laver fort soigneusement l'anus, et de se mettre un suppositoire de limon, qu'ils gardent aussi longtemps qu'ils peuvent le supporter ; car il leur cause des ardeurs très douloureuses, et cette douleur même est le véritable signe du *Bitios*. Si l'application de ce remède [quelque simple qu'il soit] est assez prompte, ils n'ont pas besoin d'autres secours. Mais lorsqu'on a laissé au mal le temps de se fortifier, ce qui ne se reconnoît que trop aisément à l'enflure du rectum, qui s'ouvre à la fin avec un flux blanchâtre, on est obligé de faire tremper pendant deux heures des feuilles de tabac dans le sel et le vinaigre, de les piler dans un mortier, etc...[452] ».

[452] *Histoire générale des voyages ou nouvelle collection de toutes les relations de voyage par mer et par terre*, Volume VI, Holllande, Pierre Dehondt, 1748, p. 348

Chapitre XIII
LES VEROLES

Le mot « variole » dérive du latin *varus*, pustule, et *varius,* moucheté. De fait, la maladie se manifeste invariablement par l'apparition d'un mouchetage de pustules sur tout le corps. La variole, qu'on appelait aussi « petite vérole[453] » par opposition à la « grande vérole » (la syphilis), est une maladie infectieuse d'origine virale, due à un poxvirus[454]. Il en existe plusieurs formes cliniques.

La variole

Les premiers signes apparaissent après une incubation de 10 à 14 jours. Les symptômes sont généralement une forte fièvre suivie d'une éruption cutanée caractérisée par l'apparition de taches rouges, qui évoluent en vésicules avant de devenir des pustules et former une croûte. Les lésions sont plus fréquentes au niveau du visage et des paumes. Les lésions hémorragiques sont plus rares, mais gravissimes. Autrefois, la létalité de la variole pouvait atteindre 200‰, causant en moyenne un décès sur cinq individus variolés.

Le virus quitte le malade par les lésions des muqueuses buccales et pharyngées et par les lésions cutanées, et le varioleux devient donc contagieux dès l'apparition des premières éruptions. Une transmission à courte distance par projection de gouttelettes émanant de la respiration d'une personne infectée est également possible. Les hardes des marins variolés par exemple, sont des sources majeures d'infection.

---

[453] Par opposition à la « grande vérole », la syphilis

[454] Grands virus de forme quadrilatère aux angles arrondis, particulièrement répandus dans le monde animal

Les survivants sont immunisés, mais grêlés, voire défigurés, certains y perdant même un œil.

On peut scinder l'histoire de la lutte contre la variole en trois grandes périodes. La première est celle de la variolisation : de nombreux peuples primitifs avaient compris qu'en inoculant une forme atténuée de variole dans l'organisme, il était possible de développer l'immunité chez l'individu. Dans une deuxième étape, qui commence vers la fin du XVIIIe siècle, le médecin britannique Edward Jenner va développer la vaccination, qui se révélera bien plus efficace. La dernière période correspond à l'éradication officielle de la variole, proclamée en grande pompe, le 9 décembre 1979, par l'Organisation Mondiale de la Santé[455].

Nous avons trouvé plusieurs mentions de la variole dans les livres de bord des chirurgiens. Les carnets de bord du négrier *L'Africain*, voguant vers les Antilles en 1767, relatent par exemple l'une de ces épidémies de variole, caractéristiques des grandes campagnes : « Le 1er février, quatre-vingt nègres sont couverts de pustules. A mesure qu'il se trouve des nègres guéris, il s'en déclare d'autres, de sorte que le nombre ne diminue pas… Du 7 au 8 février, nous avons plusieurs captifs si couverts de petite vérole qu'il y a tout à craindre qu'ils n'en reviennent pas. Deux Blancs sont atteints de l'épidémie. Un négrillon meurt d'hydropisie.

Le 15 février, mort d'une grande négritte de 4 pieds 4 pouces estimée prix de femme[456], après quatre jours de maladie, couverte de la petite vérole à ne pas mettre la tête d'une épingle entre les grains, de sorte qu'à la suppuration elle était comme un animal écorché et la gangrène s'y est mise. Le 23 février, le noir enchaîné meurt. Huit captifs succombent des suites de la vérole[457] et sont jetés à la mer… Il est mort à 5 heures du 26 une femme de la petite vérole gangrénée, et il y a apparence que toutes celles qui l'auront de sorte mourront. Le nommé Melouet

---

[455] Voir résolution WHA 33.3 du 8 mai 1980

[456] Noter le rapprochement systématique de l'individu à une marchandise

[457] Le capitaine fait-il ici référence à la vérole (syphilis) ?

novice a la petite vérole et en danger de mort. Le 5 mars, nous n'avons pour ainsi dire plus de malades de la petite vérole[458] ».

La variole étant très contagieuse, dans l'espace confiné du navire, le capitaine n'hésitait pas à mettre en quarantaine les marins malades. Sur les négriers, le capitaine se voyait parfois dans l'obligation de jeter par-dessus bord tout un lot de captifs dès que l'un d'eux était suspecté d'avoir contracté la maladie, afin d'éviter sa propagation aux autres. Lorsqu'une pomme commence à pourrir dans un panier, ne s'empresse-t-on pas de jeter tous les fruits alentour ? C'est ce que fit, par exemple, le capitaine du négrier *Leào* : « Le brick Leào, de Quilimane, 855 esclaves ; 283 morts ou jetés vivants à la mer, dans la traversée. La petite vérole s'étant déclarée parmi les esclaves, sur-le-champ on en jeta 30 vivants par-dessus le bord ; vint ensuite la rougeole, dont 253 moururent[459]».

Pour éviter d'en arriver à de telles extrémités, les médecins navigants commencent prudemment à pratiquer l'inoculation à bord. Il s'agissait d'introduire, directement sous l'épiderme du malade, une très petite quantité de virus variolique, pour stimuler l'immunité de l'organisme. Pour cela, le chirurgien de bord piquait, à l'aide d'une lancette, une des pustules arrivées au stade de maturité chez un marin variolique. La même lancette servait ensuite à piquer les autres membres de l'équipage pour les immuniser.

De nombreux témoignages confirment que la variolisation - ou inoculation - était largement pratiquée à bord des navires. Ainsi, le capitaine du négrier *L'Africain* écrit dans son carnet de bord : « Voyant que l'espèce de la petite vérole n'est point mauvaise puisqu'il n'en est pas encore mort un seul, j'en ai fait inoculer quatre, et si cela réussit, je les ferais tous inoculer[460] ». On peut toutefois se demander ce qu'aurait décidé le capitaine si la variole était « mauvaise ».

---

[458] Van Alstein (P.-I.-L.), « Capitaine négrier », in *Mémoires de l'Institut Français d'Afrique Noire,* 1964, n°71, p. 188-189

[459] Buxton (Thomas Fowell), *The African slave trade and its remedy*, Londres, 1840, p. 178

[460] Van Alstein (P.-I.-L.), « Capitaine négrier », in *Mémoires de l'Institut Français d'Afrique Noire*, 1964, n°71, p. 188

Ce n'est que vers la fin du XVIIIe siècle qu'Edward Jenner développera une méthode plus efficace, la vaccination. Jenner n'avait commencé ses premiers tests de vaccination qu'en 1796[461]. Pourtant, de nombreuses sources attestent que les chirurgiens négriers, particulièrement affectés par la variole, vaccinaient leurs captifs dès l'année 1806, soit bien avant la validation des travaux de Jenner par la Royal Society et leur acceptation officielle par le gouvernement britannique en 1840.

Ainsi, le 15 janvier 1806, le docteur José Giro constate que les captifs du *Juliana* étaient en bonne santé, mais conditionne tout de même leur débarquement à leur vaccination préalable. Le 25 janvier de la même année, il constate que les captifs du *Swift* étaient vaccinés en bonne et due forme. Le 29 janvier, il refuse le débarquement des captifs de *La Aspasia*, car visiblement non vaccinés[462].

La vaccination des matelots devient peu à peu la règle générale dans de nombreux ports de destination, comme condition de leur débarquement. Cela semblerait avoir porté ses fruits, puisque dès le début du XIXe siècle, la variole est de moins en moins mentionnée dans les carnets de bord des navires. Les dernières grandes mortalités dues à la variole sont déclarées par les négriers hollandais vers la fin des années 1790.

La syphilis

De nombreux auteurs estiment que, de même que pour la plupart des autres maladies vénériennes, la grande vérole, ou syphilis, était fréquente chez les marins. Ces derniers, considérés comme des gens immoraux, étaient infectés par les filles de joie, puis transmettaient la maladie d'un port à l'autre, au gré de leurs excès lors des permissions.

---

[461] Le 14 mai 1796, Edward Jenner inocule un enfant âgé de huit ans, James Phipps, avec le contenu des vésicules de vaccine de la main de Sarah Nelmes, une trayeuse qui avait contracté la vaccine transmise par une vache nommée Blossom

[462] Tardieu (Jean-Pierre), *La traite des Noirs entre l'océan indien et Montevideo (Uruguay). Fin du XVIIIe siècle et début du XIXe*, Paris, L'Harmattan, 2010, p. 41

La syphilis serait ainsi apparue en Europe au XVe siècle, accompagnant le retour des équipages de Christophe Colomb. Sans verser dans les préjugés, il faut reconnaître que les médecins navals ont souvent eu à traiter la syphilis à bord des navires.

La forte contagiosité de la « grande vérole » poussait souvent les marins à cacher leur maladie, par peur d'être débarqués et de perdre leur emploi. Le médecin français Pierre-Valery Radot écrit ainsi à propos d'un marin travaillant sur le baleinier *Le Nantais,* en 1819 : « Le 6e avait une vérole qu'il s'efforçait de cacher bien qu'il eut tout le corps couvert d'ulcères vénériens. Il voulut, malgré l'avis du chirurgien, se traiter, à sa façon, par le mercure, ce qui provoqua une salivation continuelle qui lui faisait cracher le sang à pleine bouche. Un traitement plus doux fut institué, orge mondée[463] avec 2 cuillerées de liqueur de Van Swieten, pansement des ulcères avec 2/3 d'onguent cérat[464] sur 2/3 d'onguent mercuriel[465] ».

Le *all-overs*

On le voit bien, nombreuses étaient les maladies affectant les marins, encore que nous n'ayaons évoqué ici seulement celles qui revenaient systématiquement dans les témoignages laissés par les médecins navigants. Nous ne saurions toutefois clore ce chapitre sur les pathologies à bord des navires, sans mentionner le curieux « all-overs », une sorte de malaise généralisé, dont nous avons trouvé trace dans quelques journaux de bord rédigés en langue anglaise.

Celui du docteur Eldred Fysh, qui fut chirurgien à bord du baleinier britannique *Coronet*, est édifiant. En ce 15 juin 1837, alors que le baleinier naviguait depuis seulement deux semaines, le chirurgien reçoit la visite d'un bien curieux patient :

---

[463] Débarrassée de sa coque

[464] Pommade faite de cire et d'huile

[465] Radot (Pierre-Valery), *Sous la restauration. Journal de bord d'un chirurgien sur un navire baleinier*, Société Française d'Histoire de la Médecine, 1967, p. 26

– « What is the matter with you ? Dr. Fysh asked this first shipboard patient, John Packham.

– Don't know, sir?

– What do you complain off?

– The all-overs, sir.

– The all-overs ? Fysh echoed in astonishment. Tell me what they are-in all my practice I have never heard of this before.

– Oh! Sir, it is pain in the head, pain in the belly, pain in the legs, pain all over.

– Ah! Now I understand, quoth Dr. Fysh with a secret grin. And, having the added information, I will endeavour to drive the all-overs all out of you.

Which I succeeded in doing, he concluded, by giving him two or 3 doses of salts[466] ».

---

466 Druett (Joan), *Rough medicine: surgeons at the age of sail*, New York, Routledge, 2000, p. 78

Chapitre XIV
LES TRAUMATISMES NAVALS

Les traumatismes sont très fréquents à bord des navires. Le chirurgien naval Jean-Baptiste Fonssagrives met ainsi en garde : « Il suffit de se représenter les conditions de la vie et de l'activité à bord des navires, pour se rendre compte de la gravité et de la multiplicité des lésions traumatiques dont ils sont le théâtre : mobilité générale du navire et instabilité créée, par ce fait, à la station et à la marche - mobilité partielle des pièces multiples qui constituent ses organes de mouvement, de déplacement et de défense : ses manœuvres ; les pièces de sa machine ; son artillerie ; ses approvisionnements, etc., et qui fait vivre le marin dans un milieu auprès duquel celui d'une usine en fonctionnement offre une sécurité relative ; où les poulies grincent ; les chaînes et les cordes courent et s'entremêlent ; - dangers des pièces des machines en mouvement, d'autant plus menaçants que l'exiguïté de l'espace et les mouvements du navire exposent davantage à leurs atteintes ; - menace perpétuelle de la chute des objets nombreux qui peuvent se détacher de la mâture ; - dangers des modes spéciaux de communication du pont avec la mâture et des différents étages du navire entre eux – accidents de guerre ou de simulacre de guerre dans les exercices ; - travaux incessants de chargement, de déchargement, d'arrimage ou de désarrimage, etc.

En voilà, ce me semble, plus qu'il n'en faut pour expliquer la complexité de la scène chirurgicale qui se déroule à bord d'un navire et l'excellente école d'expérience, d'industrie et d'initiative à laquelle sont formés, comme chirurgiens et comme opérateurs, nos médecins de la marine appelés à exercer sur un théâtre pareil[467] ».

---

[467] Fonssagrives (Jean-Baptiste), *Traité d'hygiène navale, ou De l'influence des conditions physiques et morales dans lesquelles l'homme de mer est*

Nous examinerons dans ce chapitre quelques-uns de ces « traumatismes marins », en nous intéressant plus particulièrement à la manière dont les médecins embarqués à bord soignaient les victimes.

Les noyades

Les marins étaient particulièrement exposés à la noyade, étant littéralement plongés dans l'élément aquatique. Aux XVIe-XVIIe siècles, les médecins pensaient encore que la mort par noyade était exclusivement provoquée par l'absorption de trop grandes quantités d'eau[468].

Deux remèdes étaient donc préconisés : l'absorption de potions émétiques, qui faisaient immédiatement vomir et évacuer l'eau. La deuxième, encore plus folklorique et non moins dangereuse pour la victime, consistait à pendre le noyé par les pieds pour lui faire rendre naturellement l'eau avalée. Plus rarement, on roulait le noyé dans un tonneau pour évacuer l'eau et stimuler la circulation des humeurs[469].

En 1704, le docteur Johan Conrad Becker, de l'Université de Leipzig, publie un ouvrage fondamental, *Paradoxum medico legale de submersorum morte sine pota aqua*. Il y démontre, après avoir effectué de nombreuses autopsies de noyés vifs, que contrairement à ce que l'on pensait dans le milieu médical, l'estomac d'un noyé ne contient pas forcément de l'eau. A sa suite, le chirurgien militaire français Antoine Louis[470] (1732-1792) découvre, au travers d'une série de vivisections, que le noyé meurt en réalité suite à un choc thermique qui « arrête la circulation des humeurs ».

---

appelé à vivre et des moyens de conserver sa santé, Paris, J.-B. Baillière, 1856, p. 595

468 Jahan (S.), « Le corps englouti : les noyés aux temps modernes », in Chauvaud Frédéric, *Corps submergés, corps engloutis. Une histoire des noyés et de la noyade de l'Antiquité à nos jours*, Paris, CREAPHIS, 2007, p. 56

469 Jahan (S.), « Le corps englouti : les noyés aux temps modernes », in Chauvaud Frédéric, *Corps submergés, corps engloutis. Une histoire des noyés et de la noyade de l'Antiquité à nos jours*, Paris, CREAPHIS, 2007, p. 58

470 Contributeur aux articles consacrés à la chirurgie dans l'Encyclopédie de Diderot et d'Alembert, il fut l'un des concepteurs de la guillotine

Les médecins de marine constatent effectivement qu'un « homme tombé à la mer » passe brutalement d'une température ambiante plus ou moins acceptable à une température négative qui remet en cause son pronostic vital. C'est donc l'hypothermie que le médecin doit soigner, et non pas la présence quelconque d'eau dans l'organisme. Antoine Louis met également en cause « le défaut d'air et de respiration », autrement la suffocation du noyé privé d'oxygène.

Le Chevalier Louis de Jaucourt (1704-1779), médecin et philosophe à qui il revient d'écrire l'article « Noyé » dans l'Encyclopédie, propose une cause inédite du décès chez les noyés, l'engorgement du sang dans le cerveau : « Le sang qui s'amasse dans le cerveau d'où il ne peut descendre dans les poumons presse l'origine des nerfs et éteint aussitôt le sentiment[471] ».

Les médecins navals vont aussitôt en tirer des enseignements en ce qui concerne les soins d'urgence à prodiguer aux matelots ou passagers qui, tombés à l'eau, ont eu la chance de pouvoir être récupérés et hissés à bord, encore vivants. Le milieu du XVIIIe siècle verra d'ailleurs la publication de nombreuses « Méthodes pour rappeler les noyés à la vie » en France, sortes de guides des premiers gestes d'urgence comme il en existe tant aujourd'hui.

Citons à titre d'exemple l'« Avis pour donner des secours à ceux que l'on croit noyés » publié en 1740 par le physicien René-Antoine Ferchault de Réaumur (1683-1757), « Le cri de l'humanité en faveur des personnes noyées ou moyens faciles pour les rappeler à la vie », publié par Jean Isnard en 1762, ou encore la « Méthode pour rappeler les noyés à la vie recueillie des meilleurs auteurs », compilation publiée en 1771 par le médecin militaire Jacques François de Villiers. Ces ouvrages s'inscrivent dans la continuité des « médecins de papier » traités *supra*.

A bord des navires, le médecin ne se préoccupe donc plus d'évacuer l'eau de l'organisme du noyé, il tente plutôt d'irriter la respiration pour la relancer, en insufflant dans les narines de

---

[471] *Encyclopédie ou Dictionnaire raisonné des sciences, des arts et des métiers*, Neufchâtel, 1779, tome XXIII, pp. 190-191

l'esprit de sel d'ammoniac[472] ou de la fumée de tabac, ou encore en pratiquant le bouche-à-bouche.

Cette dernière pratique répugnant quelques médecins, on utilisait parfois le tuyau d'une pipe que l'on introduisait dans la narine - droite de préférence - pour y insuffler de l'air, comme le préconise le docteur Beauvais à l'occasion de la Conférence qu'il donne au Congrès International de Sauvetage de 1889 : « Pressez avec l'index et le pouce gauche sur les deux narines, fermez les lèvres du noyé avec votre main droite et soufflez avec la bouche dans ce tuyau avec une légère force, pour faire pénétrer le plus d'air possible dans les poumons. La poitrine se soulève aussitôt, et l'asphyxié respire comme s'il vivait normalement[473] ».

En 1772, l'échevin de Paris Philippe Nicolas Pia invente la « boîte fumigatoire », sorte de trousse médicale d'urgence destinée à la réanimation des noyés. L'historien français Sébastien Jahan Sébastien nous en donne une description : « Elles abritaient une petite machine servant à insuffler de la fumée de tabac. Pia prônait, en fait, une triple action coordonnée sur le noyé. Pendant qu'une personne s'appliquait à frictionner la victime sur le ventre et la poitrine, une autre lui envoyait le tabac alternativement dans la bouche et un troisième s'employait entre-temps à introduire dans les narines des mèches imbibées d'*alcali fluor* ou d'*esprit volatil de sel ammoniac*[474] ».

Les blessures

Les traumatismes ont toujours été fréquents sur les navires, car ce dernier toujours en mouvement, soumettait continuelle-

[472] Chlorure d'ammonium

[473] De Beauvais (G.), *Des premiers soins d'urgence à donner aux noyés et aux asphyxiés, Bibliothèque des annales économiques*, Paris, 1889, p. 6

[474] Jahan (S.), « Le corps englouti : les noyés aux temps modernes », in Chauvaud Frédéric, *Corps submergés, corps engloutis. Une histoire des noyés et de la noyade de l'Antiquité à nos jours*, Paris, CREAPHIS, 2007, p. 59. Pour plus de détail voir Pia (Philippe Nicolas), *Manière méthodique de donner aux noyés et aux suffoqués par un méphytisme quelconque les secours qui peuvent leur être utiles*, Paris, Lottin l'aîné, 1782

ment toutes les personnes embarquées à des risques de chute. Sur les navires propulsés par la force des bras, les galères par exemple, les blessures liées au travail de force étaient fréquentes. Les galériens, soumis à un rythme inhumain, subissaient irrémédiablement des claquages de muscles.

Sur les navires de pêche, les marins devaient manipuler des hameçons, des harpons, des couteaux, et autres objets contondants, qui causaient de profondes blessures. Ils tenaient également entre leurs mains des poissons, et se blessaient souvent, ou étaient égratignés, voire mordus par les bêtes agonisantes.

Ces blessures, même lorsqu'elles n'étaient que superficielles, pouvaient s'infecter rapidement et entraîner la gangrène ou le tétanos. Le médecin français Pierre-Valery Radot écrit ainsi à propos de l'équipage du baleinier *Le Nantais,* en 1819 : « Au cours du voyage, pas un seul homme à bord - chirurgien excepté - n'a été exempt de suppurations diverses. Elles s'expliquent par la facilité avec laquelle la moindre écorchure s'infecte chez des gens plongeant jusqu'aux avant-bras leurs mains dans les chairs à demi putréfiées. Elles ont toujours cédé à l'usage de la crème[475] de tartre[476] ».

Les blessures de guerre

Sur les navires de guerre, les soldats se livraient à de féroces batailles navales, avec leur lot de traumatismes. Les blessures de guerre ont cependant changé de nature au cours des siècles, en même temps que l'architecture des bâtiments de guerre évoluait. Dans la Grèce antique, la technique du combat naval consistait à éperonner le navire ennemi et à le prendre d'assaut en y accrochant des corbeaux[477]. Cette technique était adaptée à

[475] Bitartrate de potassium, que le chirurgien recueillait sur les parois des barils où le vin fermentait

[476] Radot (Pierre-Valery), *Sous la restauration. Journal de bord d'un chirurgien sur un navire baleinier*, Société Française d'Histoire de la Médecine, 1967, p. 26

[477] Du latin *corvus,* système d'abordage consistant en une passerelle amovible, couramment employée par la marine romaine lors des batailles navales de la première guerre punique pour compenser la supériorité des marins

de petits navires, fins et légers. Les blessures ne différaient donc pas beaucoup de celles des combats terrestres.

Avec l'apparition de bateaux de guerre plus grands, les attaques se font d'abord à distance, et les navires disposent désormais de suffisamment d'espace pour embarquer des machines de guerre, qui leur permettent de projeter, d'un navire à l'autre, toutes sortes de projectiles : pierres, boulets, torches enflammées, voire des animaux venimeux comme des serpents par exemple[478].

A partir du moment où les ponts sont suffisamment étendus pour y ériger des tours, des brigades organisées d'archers et de lanceurs de javelots peuvent infliger des blessures par perforation, d'autant plus profondes que l'énergie cinétique emmagasinée par les projectiles est décuplée. Plus tard, avec l'apparition des armes à feu, les trajectoires des balles vont traverser les corps sur des plans verticaux, du haut vers le bas. Au XVIIIe siècle, on retrouve souvent dans les carnets de bord des expressions telles que « pluie de fer » ou « l'enfer sur le pont[479] », pour décrire le déluge de feu, balles, mitraille, boulets, qui s'abattait sur les ponts supérieurs, là où se tenaient les marins et les soldats.

En raison de la robustesse des coques des navires de guerre, qui sont progressivement doublées de fer, avant de devenir entièrement cuirassées, les canonniers doivent changer de tactique. Ils tirent à démâter plutôt qu'à couler[480], et de ce fait les hommes sur les ponts subissent d'effroyables dégâts collatéraux.

Dans ces conditions, les principales blessures à bord des navires du XVIIIe siècle, étaient les traumatismes crâniens, les membres arrachés et les blessures profondes. Ces blessures,

---

carthaginois, alors bien plus aguerris et habitués au combat en mer. Pour plus de détail, voir Cosme (Pierre), *L'armée romaine : VIIIe siècle avant J.-C.-Ve siècle après J.-C.*, Paris, Armand Colin, 2012, p. 59

[478] Osborne (M.), « Médecine navale », in *Dictionnaire de la pensée médicale,* Paris, Presses Universitaires de France, 2004, pp. 776-777

[479] Expression du docteur Adrien Fabré, qui fut chirurgien major de la Marine Royale durant les combats de l'*Hermione* devant New-York en 1780

[480] De Ladebat (Philippe), *Les chirurgiens navigants sur les navires du roi dans les batailles navales du XVIIIe siècle*

souvent gravissimes, étaient accompagnées d'hématomes et avaient lieu dès le début des combats, sous l'effet des boulets et les chutes d'objet, tels que mâts, voilures, caisses. Les chirurgiens pratiquaient alors la trépanation, ce qui permettait de sauver des vies mais laissait des trous béants dans les têtes des survivants.

Lors des canonnades, les boulets tirés par les artilleurs ennemis brisaient, arrachaient et écrasaient les membres, et les chirurgiens amputaient à qui mieux mieux, avant que la gangrène ne s'installe, sans anesthésie[481]. Dans la marine de guerre, les chirurgiens navigants pratiquaient une chirurgie de conservation, et n'avaient pas le temps pour les états d'âme.

Par ailleurs, il ne fallait point se lancer dans des opérations trop longues, au détriment de cas plus urgents. Le chirurgien de marine français Charles-Polydore Forget recommande ainsi dans son traité, véritable livre de chevet de générations de médecins navals : « On ne s'engagera pas dans une opération qui peut être longue, car il peut, d'un instant à l'autre, arriver des blessés qui réclament les plus prompts secours[482] ».

S'il parvenait à survivre au traumatisme de la scie, le blessé devait ensuite résister à la ligature puis au fer rouge, seuls moyens efficaces pour refermer la plaie et constituer un moignon.

Lors de la phase d'abordage, les blessures sont plus classiques, les armes à feu, sabres et haches causant des perforations dans les parties les plus ciblées, c'est-à-dire l'abdomen, le thorax et la tête. Les chirurgiens s'affairaient alors à extraire les balles et les débris, avant de nettoyer, recoudre et panser les plaies.

Les chirurgiens et leurs aides ne pouvaient toutefois pas toujours intervenir pendant les combats, pour deux raisons : d'abord, ils risquaient eux-mêmes d'être blessés ou tués, d'autant plus qu'ils n'étaient pas armés, et alourdis par leur matériel de premier secours. Par ailleurs, ils avaient généralement pour consigne de se tenir l'écart et de ne pas

---

481 Il semblerait que seuls les officiers blessés bénéficiaient d'une forme primaire d'anesthésie, une sorte de médication opiacée

482 Forget (Charles-Polydore), *Traité de médecine navale ou Nouveaux Eléments d'hygiène, de pathologie, de thérapeutique*, 1832

gêner les combattants. Ce n'est donc qu'à la fin de la bataille qu'ils pouvaient intervenir sur le pont, c'est-à-dire souvent bien trop tard pour sauver les blessés les plus graves.

La situation n'est guère meilleure dans l'infirmerie, même si on est plus éloignés des combats. Les chirurgiens, rapidement débordés, doivent poser leur diagnostic à la hâte et parer au plus pressé : amputer, pour écourter la douleur, traiter le maximum de blessés, éviter la gangrène, bloquer l'hémorragie. En fait, bien souvent, ceux qui survivent le doivent davantage à leur vigueur qu'à un quelconque savoir-faire du chirurgien.

Pierre-Marie Duvigner témoigne de véritables scènes de boucherie dans l'infirmerie du navire : « Des bouts de bras et de jambes coupés sont aux pieds du fauteuil et de la table en bois où les chirurgiens, à demi nus et couverts de sang, opèrent sans discontinuer au milieu des cris et des gémissements. Les blessés sont maintenus par des sangles ou immobilisés par des aides qui ont ouvert aux ciseaux les vestes ou les pantalons imbibés de sang. On leur a fait boire deux verres de rhum. Des blessés s'évanouissent dès la première incision, meurent de choc pendant l'amputation ou à la fin quand on cautérise leur moignon au fer rouge ou en le plongeant dans la poix bouillante. Par manque de charpie ou de linge de pansement on doit souvent récupérer des pansements souillés sur un mort pour panser un opéré…[483] ».

Le chirurgien flibustier français Alexandre-Olivier Exquemelin, embarqué à bord du *Dauphin*, décrit une opération chirurgicale qui était courante dans les infirmeries des navires de guerre, avec un succès relatif : « Le capitaine avait reçu de graves blessures : un coup de sabre lui avait tranché presque tous les muscles de la nuque. Je les lui recouds avec des boyaux de lamantins et je fixe sa tête et sa poitrine sur une planche[484] ».

En avril 1782, Dame Millet, passagère à bord du *Triomphant*, se retrouve malgré elle avec son amie, au beau

[483] De Ladebat (Philippe), *Les chirurgiens navigants sur les navires du roi dans les batailles navales du XVIIIe siècle*

[484] De Ladebat (Philippe), *Les chirurgiens navigants sur les navires du roi dans les batailles navales du XVIIIe siècle*

milieu de la bataille des Saintes[485]. Elle écrit dans son journal intime : « Voyez deux malheureuses femmes dans un lieu horrible par son obscurité et tous les objets dont il est rempli, entourées de chirurgiens les bras retroussés, en chemise et occupés à préparer les instruments de leur état, des liqueurs pour les évanouis, des bandages pour les plaies, attendant à chaque instant d'être occupés, et faisant préparer des matelas pour recevoir les victimes.

Voyez à présent nos réflexions aux premiers boulets de l'ennemi dont nous entendions très distinctement le sifflement, oh ! Ciel ! Disions-nous si nous allions voir apporter quelques-uns de ces messieurs. Notez que nous étions placées très près du sabord, et que rien ne pouvait nous échapper, bientôt nous entendîmes : attrapez du monde, prenez cet homme, et tout à coup nous fûmes entourées de morts et de blessés dangereusement qui par leurs cris nous arrachaient l'âme ; l'aumônier en surplis avait avant le combat donné la bénédiction sur le pont et dans toutes les batteries, il était alors près de nous pour administrer les derniers sacrements aux mourants ; d'un côté nous voyons couper un bras, d'un autre amputer une cuisse, plus loin panser une tête défigurée par une blessure horrible ; entourées de sang et d'images horribles nous détournions les yeux en frémissant ; les uns mourraient dans l'opération, les autres poussaient des cris déchirants, un jeune mousse surtout auquel on désossa le reste du bras à l'épaule, opération qui dura plus d'un quart d'heure et durant laquelle il hurla toujours[486] ».

Il est vrai que les chirurgiens ne commencent à anesthésier systématiquement leurs patients que vers le milieu du XIXe siècle. Le chirurgien de marine français Jean-Baptiste Joachim Clémot, embarqué sur *La Vaillante*, note ainsi sur son carnet de bord : « On se sert de l'alcool parfois pour laver les plaies, mais bien plus pour calmer le blessé avant de l'amputer. Empêcher la douleur prend du temps et est coûteux en alcool, c'est pourquoi pendant le combat on préfère mettre un morceau de cuir ou de

---

[485] Bataille navale de la guerre d'indépendance américaine, qui oppose, du 9 au 12 avril 1782, les flottes britannique et françaises, au large des Saintes, groupe d'îles situé dans les Antilles

[486] De Ladebat (Philippe), *Les chirurgiens navigants sur les navires du roi dans les batailles navales du XVIIIe siècle*

bois entre les dents pour empêcher le blessé de se mordre la langue sous la douleur... Je n'aime pas un blessé un peu endormi. Il ne se défend plus. Ce n'est plus de la chirurgie[487] ».

Afin d'éviter les débordements au cœur des combats, les chirurgiens organisent l'infirmerie en deux postes, en fonction de la gravité des blessures. Le médecin naval Jules Rochard écrit ainsi : « Le chirurgien en second se tient dans le faux-pont ; il y examine rapidement les blessés à leur passage, et ne les laisse descendre dans la cale que lorsque leur état réclame de prompts secours ; il retient près de lui ceux dont les lésions sont légères ou permettent la temporisation[488] ».

---

[487] Clémot (Jean-Baptiste Joachim), *Carnet de bord de La Vaillante*

[488] Rochard (Jules), *Du service chirurgical de la flotte en temps de guerre. Dispositions à prendre, pour le combat, a bord des différents navires. Soins à donner aux blessés dans les batailles navales et dans les débarquements*, Paris, J. B. Baillière, 1861, p.44

CONCLUSION

La santé à bord des navires s'est nettement améliorée à partir du XIXe siècle, pour plusieurs raisons. D'abord, l'introduction des machines à vapeur a permis le raccourcissement de la durée des voyages, même pour les traversées transocéaniques. On ne navigue plus pendant des mois sans faire escale. L'autre raison est que la plupart des batailles modernes se produisent désormais sur la terre ferme.

Et puis, bien sûr, la médecine navale s'est modernisée, et est devenue plus efficace. Elle devient également internationale, puisque la plupart des pays adoptent des règlements et des pratiques sanitaires communs à bord des navires de commerce et de guerre.

Aujourd'hui, le rôle du médecin de marine reste, malgré tout, encore important. Preuve en est que toutes les marines du monde font obligation d'embarquer un homme de l'art dès que le nombre des personnes à bord - équipage et passagers - atteint un certain seuil, généralement une centaine. La médicalisation des navires est donc devenue une norme internationale.

En France par exemple, l'article 217-2.02 du Code des Affaires Maritimes mentionne que « Tout navire dont l'effectif, équipage et passagers réunis, atteint le chiffre de 100 personnes et qui effectue soit une traversée dont la durée normale dépasse 48h, soit un voyage comportant des traversées successives dont la durée totale dépasse 7 jours, doit avoir à son bord un médecin breveté de la marine marchande. Il doit être embarqué un second médecin si cet effectif atteint 1200 personnes... Les collectivités ou groupes de passagers (détachements militaires, émigrants, etc.) accompagnés d'une mission médicale n'entrent pas en ligne de compte pour le calcul de l'effectif[489] ».

---

[489] *Code des affaires maritimes*, France, Journal Officiel, 1996

L'article 217-2.03 du même code précise ensuite que « Un infirmier est obligatoirement embarqué sur les navires sur lesquels la présence d'un médecin est exigée[490] ».

Malgré cette règlementation stricte, le médecin naval a bien perdu de sa superbe, il n'est plus un personnage de premier plan, pour plusieurs raisons. D'abord, la navigation moderne a raccourci les distances, et les grandes aventures maritimes de plusieurs mois font désormais partie du passé, de même que les pathologies autrefois directement liées aux longues navigations, telles que le scorbut.

Par ailleurs, en cas de problème gravissime à bord, la possibilité d'évacuer le patient par voie aérienne reste toujours envisageable, en le débarquant dans un aéroport, ou directement à partir du navire si celui-ci est équipé d'un hélideck[491].

La télémédecine permet également parfois de prendre le relais, pour des cas difficiles. Aujourd'hui, la plupart des pays industrialisés ont mis en place des centres de radio-consultations médicales maritimes, destinés à pallier l'absence de médecin à bord des navires, en cas d'urgence. Citons le Centro Internazionale Radio Medico (CIRM) de Rome, le Centro Radio Medico Espanol (CRME) de Madrid, ou le Centre de Consultation Médicale Maritime (CCMM), intégré au SAMU 31 de Toulouse.

Nous avons eu l'occasion de discuter avec quelques médecins embarqués sur des paquebots ou sur des navires pétroliers, et il semblerait que la « bobologie » soit devenue aujourd'hui la principale activité du médecin de bord : le mal de mer, une diarrhée, une plaie, une migraine, voire une déprime, telles sont les raisons poussant désormais un passager à franchir la porte d'une infirmerie sur un navire de croisière.

Sur un bateau professionnel, chalutier, pétrolier, frégate, les missions en pleine mer sont plus longues, ce qui peut générer des affections psychologiques, des dépressions par exemple, ainsi que des pathologies intrinsèquement liées à l'activité à bord, par exemple la pollution ou la manipulation de produits toxiques. Des situations de crise peuvent toutefois se présenter,

---

[490] *Code des affaires maritimes*, France, Journal Officiel, 1996

[491] Plateforme permettant l'atterrissage d'un hélicoptère

même sur un paquebot de luxe : les intoxications alimentaires, la gestion de quarantaines[492], l'assistance de naufragés - barques de migrants clandestins notamment - sont des situations auxquelles doit faire face aujourd'hui le médecin naval.

Les médecins de marine sont ben mieux outillés qu'autrefois. L'infirmerie d'un paquebot comprend généralement deux ou trois lits, un défibrillateur, un électrocardiogramme, du matériel de transfusion, des bouteilles d'oxygène, et une panoplie de médicaments permettant de prendre en charge quasiment toutes les situations, même les plus critiques. L'ère du coffre de mer est bel et bien révolue. L'autre nouveauté est que le service est parfois payant sur les navires de croisière, le médecin étant embarqué en qualité d'indépendant, payé à l'acte.

Comme autrefois, l'activité du médecin de marine est aujourd'hui très strictement réglementée, et elle est soumise de surcroît à une législation internationale pointilleuse[493]. Depuis 1967, le Guide Médical International de Bord est ainsi devenu une référence pour les médecins de marine du monde entier.

La convention du Travail Maritime adoptée par l'Organisation Internationale du Travail (OIT) en 2006, conforme au Règlement Sanitaire International de l'Organisation Mondiale de la Santé (OMS), stipule ainsi que tous les bateaux doivent transporter une pharmacie de bord, du matériel médical et un Guide Médical International de Bord[494], qui n'est pas sans rappeler le médecin de papier d'autrefois.

Si la navigation a aujourd'hui changé de nature, il existe en revanche un type de navire, dont la navigation spécifique rappelle les longues traversées de l'Atlantique effectuées autrefois : il s'agir du sous-marin. En France par exemple, la

---

[492] Bouhdiba (Sofiane), *Pavillon jaune. Histoire de la quarantaine, de la Peste à Ebola*, Paris, L'Harmattan, 2016

[493] *Convention internationale sur les normes de formation des gens de mer, de délivrance des brevets et de veille (STCW)*, 1978 ; *Convention internationale sur les normes de formation du personnel des navires de pêche, de délivrance des brevets et de veille*, 1995 (convention STCW-F) ; *Recueil révisé des règles de sécurité pour les pêcheurs et les navires de pêche*, 2005 ; *Directives relatives à la formation et à la délivrance des brevets des gens de mer*, 2000

[494] OMS, *International Medical Guide for Ships*, 2007 ; voir également *Guide des soins médicaux d'urgence à donner en cas d'accidents dus à des marchandises dangereuses*, OIM/OIT

pratique médicale sur les Sous-Marins Nucléaires Lanceurs d'Engins (SNLE), et dans une moindre mesure sur les Sous-Marins Nucléaires d'Attaque (SNA), a la particularité de s'effectuer dans un cadre d'isolement médical total.

Les missions sous-marines sont le plus souvent hautement secrètes, et durent de cinquante à soixante-dix jours, un médecin assisté de deux infirmiers devant couvrir un équipage composé de cent dix hommes. Les sous-marins doivent croiser sans jamais être repérés, ce qui signifie que le recours à la télémédecine ou à une évacuation sanitaire n'est guère possible[495], alors même qu'elles constituent un dernier recours sur un navire ordinaire, même s'il est en mission secrète. Par ailleurs, sur un Sous-Marin Nucléaire Lanceur d'Engins, aucune communication avec la terre n'est autorisée.

Pour pallier ces contraintes exceptionnelles, le médecin de bord et ses assistants doivent être bien formés, et surtout être polyvalents, capables de prendre en charge les pathologies les plus variées, de la rage de dents à l'ablation d'une appendicite[496], en passant par les affections spécifiques au sous-marin nucléaire, comme la prise en charge d'une radio-contamination.

Nous n'avons pas été en mesure d'obtenir les autorisations nécessaires pour visiter l'infirmerie d'un sous-marin, mais cette dernière doit intégrer un bloc opératoire, et être suréquipée, en matériel de réanimation, de radiologie, d'exploration dentaire, d'échographie, ainsi que du matériel nécessaire aux examens biologiques. Le tout doit être miniaturisé, l'espace à bord étant confiné, davantage même que sur une frégate par exemple.

Etant donné les spécificités de sa mission, le médecin sous-marinier français doit suivre une formation de dix-huit mois, débouchant sur la délivrance du Certificat de Médecine Appliquée aux Sous-Marins Nucléaires (CMASM). Outre une

---

[495] Lafferrerie (C.), Labarthe (F.), Castagnet (X.), De Carbonnieres (H.), « Le Service de santé des forces sous-marines. État des lieux, bilan et perspectives », in *Médecine* et *Armées* n° 39 (3), 2011, p. 200

[496] Hornez (E.), Gellie (G.), Monchal (T.), Entine (F.), Bourgouin (S.), Meusnier (F.), De Carbonnières (H.), Thouard (H.), « Appendicite aiguë et médecins des sous-marins », in *e-mémoires de l'Académie Nationale de Chirurgie*, 8 (3), 2009, pp. 67-70

adaptation à l'enfermement de longue durée et une aptitude à la navigation sous-marine, le médecin sous-marinier doit savoir surveiller la qualité de l'atmosphère, l'hyperbarie[497], et connaître les principes de l'hygiène nucléaire et la radio-protection[498].

Assurément, l'ère du *iatros* couchant sur le pont à la belle étoile est bel et bien révolue.

---

[497] Utilisation médicale de l'oxygène à une pression supérieure à la pression atmosphérique, ce qui nécessite une chambre de pression

[498] Lafferrerie (C.), Labarthe (F.), Castagnet (X.), De Carbonnieres (H.), « Le Service de santé des forces sous-marines. État des lieux, bilan et perspectives », in *Médecine* et *Armées* n° 39 (3), 2011, p. 202

BIBLIOGRAPHIE

La présente bibliographie ne prétend point être exhaustive. Elle ne contient que les ouvrages, articles ou archives directement utilisés lors de la rédaction de ce volume, rangés dans l'ordre alphabétique du nom de leur auteur

Adobati (M.), De Laguérenne (C.), Kerneïs (J.-P.), « Jean Lafiton, apothicaire navigant du port de Nantes (1680-1740) », in *Revue d'histoire de la pharmacie*, 80e année, n°294, 1992, pp. 253-256 ;

André (Jacques), *Etre médecin à Rome*, Paris, Les belles lettres, 1987 ;

André (Jean-Marie), Baslez (Marie-Françoise), *Voyager dans l'antiquité*, Lille, Fayard, 1993 ;

Aubry (P.), « Le scorbut, une maladie des marins du XVe au XVIIIe siècle toujours d'actualité », in *Médecine tropicale* n°61-6, 2001, pp. 478-480 ;

Barthélemy, Varenne (Georges), *Manuel d'hygiène navale, à l'usage des capitaines, des officiers et des élèves de la marine marchande*, Paris, Augustin Challamel, 1907 ;

Baxby (D.), « Lind's clinical trial and the control of scurvy », in *Journal of the Royal Society of Medecine*, septembre 1997, 90(9), pp. 526-527 ;

Bouhdiba (Sofiane), *Gorée, la porte sans retour. La mortalité des captifs à bord des navires négriers*, Paris, L'Harmattan, 2014 ;

Bouhdiba (S.), « La protection des cités méditerranéennes contre le choléra au XIXe siècle », in *The Mediterranean cities between myth and reality*, Nerbini international, 2014 ;

Bouhdiba (S.), « L'Empire Ottoman face au choléra au Maghreb au XIXe siècle », in *Actes du colloque The Maghreb and the Western Mediterranean in the Ottoman era*, Research Centre for Islamic History, Art and Culture, 2013 ;

Bouhdiba (S.), « Le pèlerinage à la Mecque, une menace épidémique ? Hajj et choléra au XIXe siècle », in *Actes du congrès international Politiques du pèlerinage du XVIIe siècle à nos jours*, Presses Universitaires de Rennes, 2014 ;

Bouhdiba (Sofiane), *Médecin du bled. Sur les pas du médecin de colonie dans le Protectorat tunisien (1881-1956),* Paris, L'Harmattan, 2013 ;

Bouhdiba (Sofiane), *Pavillon jaune. Histoire de la quarantaine, de la Peste à Ebola*, Paris, L'Harmattan, 2016 ;

Bouhdiba (S.), "Transnational Practices and Sanitary Risks in the Red Sea Region: The Case of the Pilgrimage to Mecca", Society for Arabian Studies Monographs No. 8, Series editors D. Kennet & St J. Simpson, BAR International Series, Archaeopress, 2009 ;

Buchet (Christian), *L'homme, la santé et la mer. Actes du colloque international tenu à l'Institut Catholique de Paris les 5 et 6 décembre*, Paris, Champion, 1997 ;

Burnat (P.), Chaulet (J.-F.), Chambonnet (F.), Ceppa (F.), Renard (C.), « De l'apothicaire au pharmacien des armées », in *Médecine et armées*, janvier 2008 ;

Byrne (Joseph), *Physiology of the semi-circular canals and their relation to seasickness*, New York, Dougherty;

Cabanis (C.), « Pharmaciens français de la marine et de l'Outre-mer : Robert Touya », in *Revue d'histoire de la pharmacie*, 51e année, n°178, 1963. pp. 149-151 ;

Cadi (Johan), *Spécificités de la médecine embarquée, à propos d'une expérience personnelle sur le Marion-Dufresne, navire ravitailleur des TAAF,* Thèse pour le diplôme d'Etat de docteur en médecine, Université de Nantes, 2012 ;

Capdeville (Pierre), *La médecine navale, son historique, ses écoles, quelques grands artisans de sa renommée,* Thèse de médecine, Université de Bordeaux II, 1982 ;

Chauvaud (Frédéric), *Corps submergés, corps engloutis. Une histoire des noyés et de la noyade de l'Antiquité à nos jours*, Paris, CREAPHIS, 2007 ;

Chrestien (André-Thérèse), *Lettre à M. le rédacteur en chef du journal « L'opinion nationale », au sujet d'un article de M. Malespine sur la médecine navale*, Montpelier, Imprimerie typographique de Gras, 1862 ;

Clair (Frank), *La médecine à bord. Notes recueillies au cours de dix-huit années de navigation*, Paris, Vigot frères, 1910 ;

Clarac (Albert Louis Marie), *Mémoires d'un médecin de la marine et des colonies-Albert Clarac* : 1854-1934, Vincennes, Service Historique de la Marine, 1994 ;

Conrad (I. Lawrence), Neve (Michael), Nutton (Vivian), Porter (Roy), Wear (Andrew), *Histoire de la lutte contre la maladie*, Tours, Les empêcheurs de penser en rond, 1999 ;

Corlieu (A.), « La médecine militaire dans les armées grecques et romaines de l'antiquité », in *La Revue Scientifique*, 29 octobre 1892 ;

Dachez (R.), *Histoire de la médecine, de l'Antiquité au XXe siècle*, Paris, Tallandier, 2008 ;

Dareste (R.), « La Lex Rhodia », in *Nouvelle Revue Historique de Droit Français et Etranger*, 1905 ;

Davis (William Morris), *Nimrod of the sea, or the American whaleman*, New York, Harper and brothers, 1874 ;

De Granville (Sper F.), *Essai sur le service de santé nautique ; dissertation présentée et soutenue à la Faculté de médecine de Paris*, Paris, Imprimerie de Didot jeune, 1810 ;

Delacour (Camille Édouard), *De la transportation en Nouvelle-Calédonie. Etude au point de vue de l'hygiène*, Montpellier, Jean Martel Aîné, 1872 ;

Deveau (Jean-Michel), *La traite rochelaise*, Paris, Karthala, 1990 ;

De Villiers (J.-C.), « The Dutch East India Company, scurvy and the victualling station at the Cape », in *South African Medical Journal*, février 2006, 96 (2), pp. 105-110 ;

Dobson (Mary), *Disease. The extraordinary stories behind history's deadliest killers*, Londres, Quercus ;

Dousset (Jean-Claude), *Histoire des médicaments des origines à nos jours*, Paris, Payot, 1985 ;

Druett (Joan), *Rough medicine: surgeons at the age of sail*, New York, Routledge, 2000 ;

Duhamel du Monceau (Henri Louis), *Traité des pesches, et histoire des poissons qu'elles fournissent, tant pour la subsistance des hommes que pour plusieurs autres usages qui ont rapport aux arts et au commerce*, Paris, Saillant & Nyon, 1772 ;

Fonssagrives (Jean-Baptiste), *Traité d'hygiène navale, ou De l'influence des conditions physiques et morales dans lesquelles l'homme de mer est appelé à vivre et des moyens de conserver sa santé*, Paris, J.-B. Baillière, 1856 ;

Forget (Charles-Polydore), *Traité de médecine navale ou Nouveaux Eléments d'hygiène, de pathologie, de thérapeutique*, 1832 ;

Escande (Laurent), *Avec les pèlerins de La Mecque, Aix-en-Provence,* Presses Universitaires de Provence, 2013 ;

Grmek (Mirko Dražen), *Les maladies à l'aube de la civilisation occidentale*, Paris, Payot, 1983 ;

Guiot (Auguste), *Du mal de mer et de ses causes mécanique*, Paris, Labé et Maillet-Bachelier, 1859 ;

Haudrère (P.), « Heurs et malheurs des voyages maritimes sur la route des Indes orientales au XVIIIe siècle », in *Annales de Bretagne et des Pays de l'Ouest,* 121 (3), 2014 ;

Homère, *L'Iliade,* traduction de Robert Flacelière, Paris, Gallimard, 1993 ;

Jackson (Ralph), *Doctors and diseases in the Roman Empire*, Londres, British Museum Press, 1988 ;

Kéraudren (Pierre François), *Mémoire sur les causes des maladies des marins, et sur les soins à prendre pour conserver leur santé dans les ports et à la mer*, Paris, Imprimerie royale, 1824 ;

Khonsari (R. H.), Grandière-Perez (L.), Caumes (E.) « Le scorbut n'a pas disparu : histoire d'une maladie réémergente », in *La Revue de Médecine Interne* 26 (11), Novembre 2005, pp. 885-890 ;

Lafferrerie (C.), Labarthe (F.), Castagnet (X.), De Carbonnières (H.), « Le Service de santé des forces sous-marines. État des lieux, bilan et perspectives », in *Médecine et armées* n° 39 (3), 2011 ;

Lecourt (Dominique), *Dictionnaire de la pensée médicale,* Paris, Presses Universitaires de France, 2004 ;

Lemire (Michel), *Artistes et mortels*, Paris, Chabaud, 1990 ;

Le Moing (Guy), *Petite histoire du mal de mer et de ses traitements*, Rennes, Marines éditions, 2013 ;

Lind (James), *A Treatise of the Scurvy in Three Parts. Containing an inquiry into the Nature, Causes and Cure of that Disease, together with a Critical and Chronological View of what has been published on the subject*, Londres, A. Millar, 1753 ;

Lind (James), *An Essay on the Most Effectual Means of Preserving the Health of Seamen, in the Royal Navy: Containing Directions Proper for All Those who Undertake Long Voyages at Sea, or reside in unhealthy situations,* Londres, D. Wilson, 1757 ;

Magiorkinis (E.), Beloukas (A.), Diamantis (A.), « Scurvy: Past, present and future », in *European Journal of Internal Medicine*, avril 2011, 22 (2), pp. 147-152 ;

Mauran (G.), *Essai sur les maladies qui attaquent le plus communément les gens de mer sur leur santé*, Marseille, J. Mossy, 1766 ;

Mordacq (R.), « Maître Antoine Moulinneuf, chirurgien des galères du roi », in *Revue d'histoire économique et sociale*, volume XLVII, 1969, n° 2, pp. 249-259 ;

Mounier-Kuhn (Alain), *Chirurgie de guerre. Le cas du Moyen Age*, Paris, Economica, 2006 ;

Ollivier (Dominique-Jean-Gustave), *École de médecine navale. Le Médecin de la marine dans les voyages de découvertes autour du monde*, Toulon, Eugène Aurel, 1864 ;

Organisation Mondiale de la Santé, *Guide médical international de bord*, Genève, OMS, 1989 ;

Parsekian (Penny), *All hands on deck. Learning adventures aboard « Old ironsides »*, Boston, USS Constitution Museum, 2005 ;

Pellarin (Charles), *Le mal de mer, sa nature et ses causes ; moyens de le prévenir et de le soulager, emplois thérapeutiques qu'il peut recevoir dans le traitement de certaines maladies*, Paris, Victor Masson, 1851 ;

Péniguel (B.), « L'histoire du corps des chirurgiens-dentistes des armées », in *Médecine et armées*, 40, 5, 2012, pp. 471-478 ;

Pitassi (Michael Paul), *The Roman navy. Ships, men and warfare 350 BC-AD 475*, Grande Bretagne, Seaforth Publishing, 2012 ;

Pluchon (Pierre), *Histoire des médecins et pharmaciens de marine et des colonies*, Toulouse, Privat, 1985 ;

Puts (Dominique), *Les vaisseaux négriers rochelais au XVIIIe siècle : étude des conditions sanitaires, de la morbidité, de la mortalité,* Thèse de médecine générale, Université de Bordeaux II, 1991 ;

Radot (Pierre-Valery), *Sous la restauration. Journal de bord d'un chirurgien sur un navire baleinier*, Société Française d'Histoire de la Médecine, 1967 ;

Reddé (Michel), *Mare Nostrum*, Rome, Ecole Française de Rome, 1986 ;

Rochard (Jules), *Du service chirurgical de la flotte en temps de guerre. Dispositions à prendre, pour le combat, à bord des différents navires. Soins à donner aux blessés dans les batailles navales et dans les débarquements*, Paris, J B. Baillière, 1861 ;

Roddis (Louis Harry), *A short history of nautical medicine*, New York, Paul B. Hoeber, 1940 ;

Romieux (Y.), « Histoire de l'Ecole d'anatomie et de chirurgie navale de Rochefort (1722-1964) », in *Revue d'histoire de la pharmacie*, 89e année, n°332, 2001, pp. 489-500 ;

Romieux (Y.), « Le médecin de papier, mythe ou réalité ? », in *Revue d'Histoire de la Pharmacie*, 84e année, n° 311, 1996, pp. 356-363 ;

Rousseau (Marie-Christine Versailles), *Le traité espagnol des maladies des gens de mer par Pedro Mario Gonzalez-1804,* Thèse de Médecine, Université de Nantes, 1981 ;

Saurel (Louis-Jules), *Chirurgie navale ou études cliniques sur les maladies chirurgicales que l'on observe le plus communément à bord des bâtiments de guerre*, Paris, J.-B. Baillière, 1853 ;

Scarborough (J.), « Roman medicine and the legions: a reconsideration, *in Medical History*, juillet 1968, 12 (3), pp. 254-261 ;

Semanas (P.-F.), *Du mal de mer : recherches théoriques et pratiques sur ses causes, sa nature et son traitement, ainsi que sur les rapports qui existent entre ce mal et le choléra, la fièvre jaune, la peste, etc.*, Paris, J.-B. Baillière, 1850 ;

Sintès (Claude), *Sur la mer violette. Naviguer dans l'Antiquité*, Paris, Les belles lettres, 2009 ;

Société Française de Médecine Maritime, *Actes du colloque Mer et santé septembre 2001*, Brest, Université de Bretagne Occidentale, 2003 ;

Steffanutti (Ugo), *Le tappe iniziale della sanita militare organizata e del socorso ai feriti di guerra nel Medioevo. Fatti e personaggi di storia della medicina*, Venise, Alfieri, 1959 ;

Valin (René-Josué), *Nouveau commentaire sur l'ordonnance de la marine, du mois d'août 1681*, La Rochelle, Jérôme Legier, 1760 ;

Van Alstein (P.-I.-L.), « Capitaine négrier », in *Mémoires de l'Institut Français d'Afrique Noire*, 1964, n°71 ;

Verd (Y.), « Le médecin de papier, sur la mer », in *Courrier des Messageries maritimes,* n° 88, septembre-octobre 1965, pp. 26-31 ;

Villiers (Patrick), *Traite des Noirs et navires négriers au XVIIIe siècle,* France, Edition des 4 seigneurs, 1982 ;

Vissière (Jean- Louis), *La traite des noirs du siècle des lumières : témoignages des négriers*, Paris, A. M. Métailié, 1982.

ANNEXES

Annexe 1 : Mouvements à l'origine du mal de mer

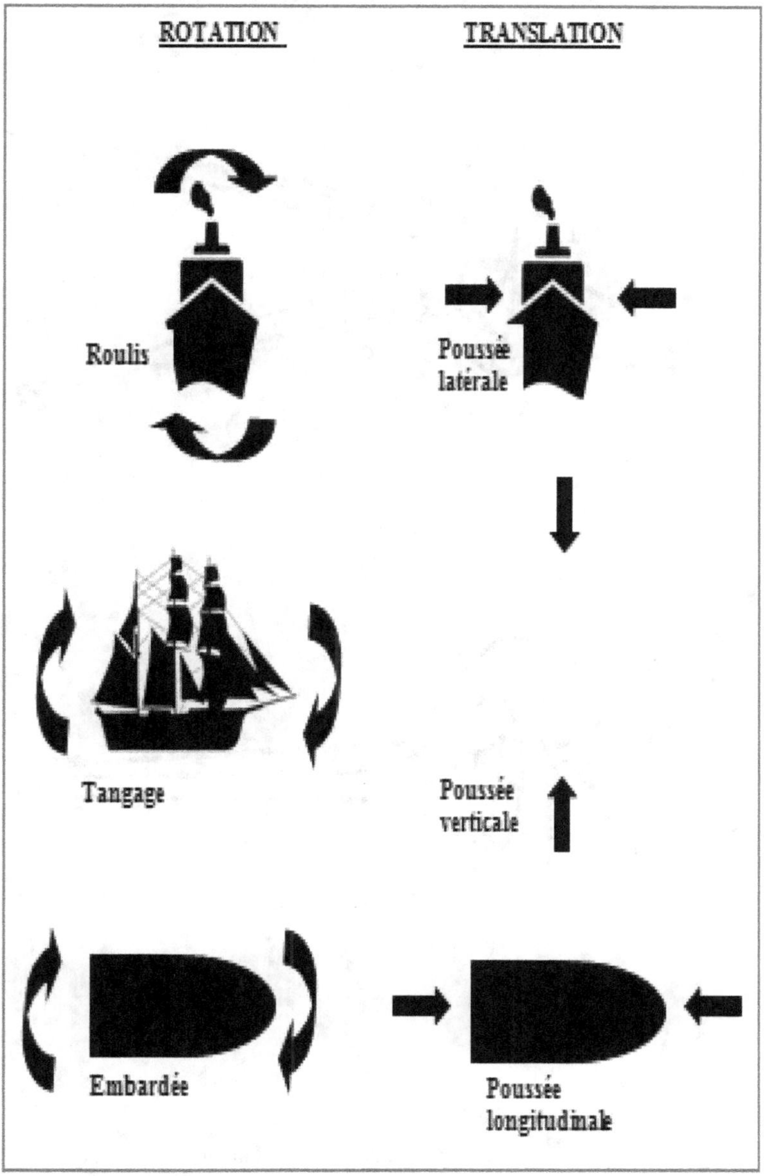

(Source : croquis de l'auteur)

Annexe 2 : *Speculum oris*
en position ouverte (en haut) et fermée (en bas).

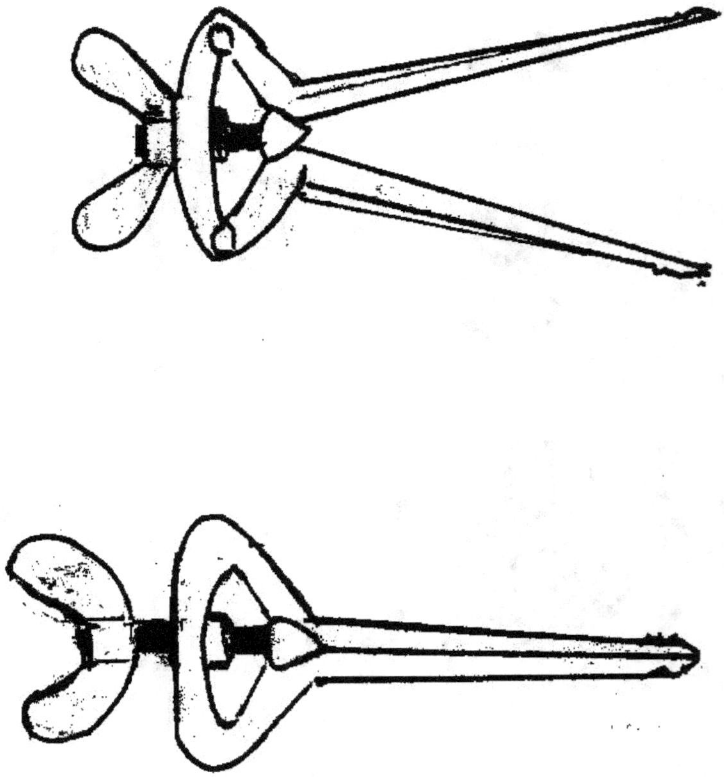

(Source : croquis réalisé par l'auteur, d'après un modèle observé dans une brocante à Salvador de Bahia, Brésil, août 2001)

Annexe 3 : Extrait du Décret du 4 janvier 1896

TITRE III
MÉDECINS SANITAIRES MARITIMES

« art.15 - Tout bâtiment à vapeur français affecté au service postal ou transport d'au moins cent voyageurs, qui fait un trajet dont la durée, escales comprises, dépasse quarante-huit heures, est tenu d'avoir à bord un médecin sanitaire. Ce médecin doit être français et pourvu du diplôme de docteur en médecine : il prend le titre de *médecin sanitaire maritime.*

art. 16 - Les médecins sanitaires maritimes sont choisis sur un tableau dressé par le ministre de l'intérieur, après examen passé devant un jury qui est désigné par le ministre, sur l'avis du Comité de direction des services de l'hygiène. L'examen porte sur l'épidémiologie, la prophylaxie et la réglementation sanitaires et leurs applications pratiques. Les conditions et les époques de l'examen sont arrêtées par le ministre de l'intérieur sur la proposition du Comité de direction des services de l'hygiène.

Il est délivré aux candidats agréés par le ministre un certificat d'aptitude aux fonctions de médecin sanitaire maritime.

art. 17- Au cas où le nombre des médecins sanitaires maritimes portés sur la liste serait insuffisant, le ministre de l'intérieur pourvoit, sur la proposition du Comité de direction des services de l'hygiène, aux nécessités du service médical.

art. 18 - Un délai de trois mois est accordé, à partir de la date du présent décret, pour permettre aux médecins d'obtenir le certificat prévu par l'article 16 et aux compagnies de navigation et armateurs d'assurer l'embarquement de ces médecins. Les médecins sanitaires antérieurement commissionnés auprès des compagnies maritimes peuvent être inscrits au tableau des médecins sanitaires maritimes sur leur demande transmise, avec avis motivé, par les directeurs de la santé de leurs ports d'attache et sur la proposition du Comité de direction des services de l'hygiène.

art. 19 - Le médecin sanitaire maritime a pour devoir d'user de tous les moyens que la science et l'expérience mettent à sa disposition :

a. Pour préserver le navire des maladies pestilentielles exotiques (choléra, fièvre jaune, peste) et des autres maladies contagieuses graves ;

b. Pour empêcher ces maladies, lorsqu'elles viennent à faire apparition à bord, de se propager parmi le personnel confié à ses soins et dans les populations des divers ports touchés par les navires.

art. 20 - Le médecin sanitaire maritime s'oppose à l'introduction sur le navire des personnes ou des objets susceptibles de provoquer à bord une maladie contagieuse.

art. 21 - Le médecin sanitaire maritime fait observer à bord les règles de l'hygiène. Il veille à la santé du personnel, passagers et équipage, et leur donne ses soins en cas de maladie.

art. 22 - Le médecin sanitaire maritime se concerte avec le capitaine pour l'application des dispositions contenues dans les trois articles qui précèdent. En cas d'invasion à bord d'une maladie pestilentielle ou suspecte, il prévient immédiatement le capitaine et assure d'accord avec lui les mesures de préservation nécessaires.

art. 23 - Le médecin sanitaire maritime inscrit jour par jour, sur un registre, toutes les circonstances de nature à intéresser la santé du bord. Il mentionne les dates d'invasion, de guérison ou de terminaison par la mort, de tous les cas de maladies contagieuses, avec indication des détails essentiels que comporte la nature de chaque cas.

A chaque escale ou relâche, il consigne, sur son registre, la date de l'arrivée et celle du départ, ainsi que les renseignements qu'il a pu recueillir sur l'état de la santé publique dans le port et ses environs.

Il inscrit sur le même registre les mesures prises pour l'isolement des malades, la désinfection des déjections, la destruction ou la purification des hardes, du linge et des objets de literie, la désinfection des logements ; il indique la nature, les doses, le mode d'emploi des substances désinfectantes et la date de chaque opération.

art. 24 - Le médecin sanitaire maritime est tenu, à l'arrivée dans un port français, de communiquer son registre à l'autorité sanitaire, qui ne statue qu'après en avoir pris connaissance. Il répond à l'interrogatoire de celle-ci et lui fournit de vive voix ou par écrit si elle l'exige, tous les renseignements qu'elle demande.

art. 25 - Les déclarations du médecin sanitaire maritime sont faites sous la foi du serment. Le délit de fausse déclaration est poursuivi conformément aux lois.

art. 26 - Le médecin sanitaire maritime fait parvenir au moins chaque année au ministre de l'intérieur un rapport relatant les observations de toute nature qu'il a pu recueillir au cours de ses voyages sur les questions intéressant le service sanitaire, l'étiologie et la prophylaxie des épidémies.

Les rapports des médecins sanitaires maritimes sont soumis au Comité consultatif d'hygiène publique de France. Ils peuvent donner lieu à l'attribution de récompenses honorifiques décernées par le ministre de l'intérieur et publiées au *Journal officiel de la République française*.

art. 27 - En cas d'infraction aux règlements sanitaires ou de non-exécution des devoirs résultant de ses fonctions, une décision ministérielle, prise sur l'avis du Comité de direction des services de l'hygiène, l'intéressé entendu, peut rayer un médecin sanitaire, à titre temporaire ou définitif, du tableau dressé en vertu de l'article 16.

art. 28 - Le capitaine d'un navire ne pouvant justifier de la présence à bord d'un médecin sanitaire régulièrement embarqué, ou d'un motif d'empêchement légitime, est passible, à son arrivée dans un port français, des pénalités édictées par l'article 14 de la loi du 3 mars 1822, sans préjudice des mesures sanitaires exceptionnelles auxquelles le navire peut être assujetti pour ce motif et des poursuites qui pourraient être exercées en cas de fraude.

art. 29 - Sur les navires qui n'ont pas de médecin sanitaire, les renseignements relatifs à l'état sanitaire et aux communications en mer sont recueillis par le capitaine et inscrits par lui sur son livre de bord.

(Source : République Française, 1896)

Annexe 4 : Certificat d'aptitude pour la profession de chirurgien dans les vaisseaux faisant voyage de long-cours, pour le sieur « Jean Fourti », natif de Lourde, Bordeaux, 12 mars 1768

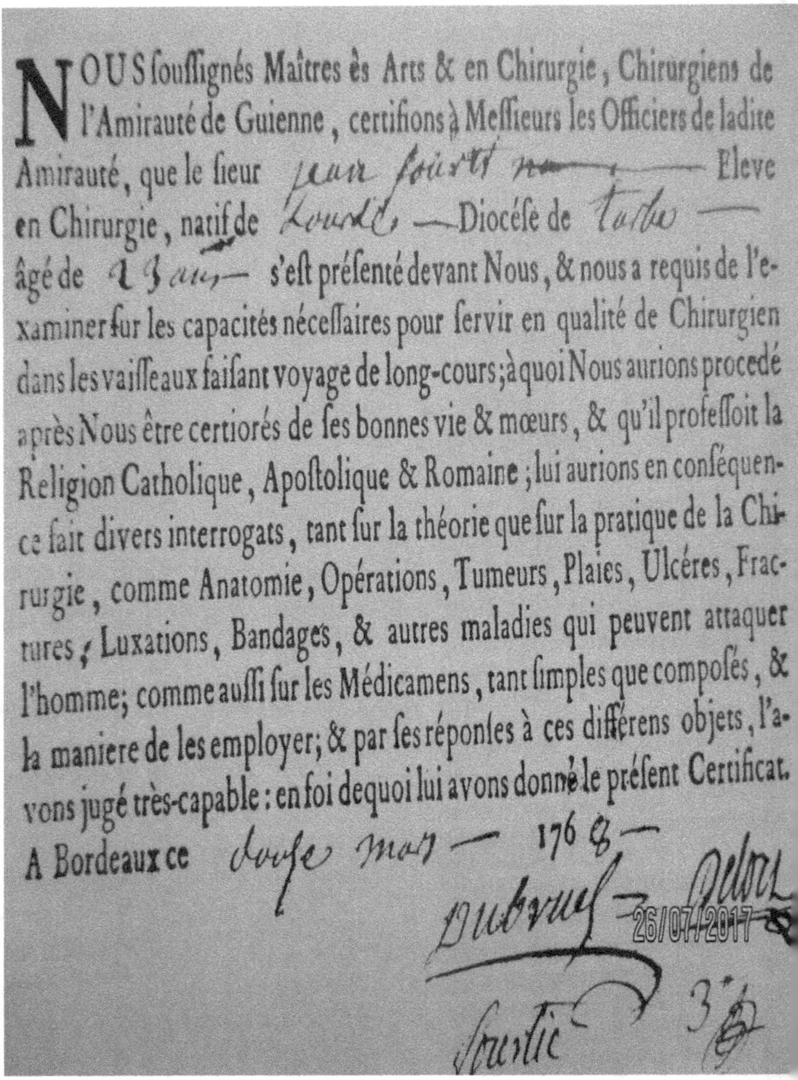

NOUS soussignés Maîtres ès Arts & en Chirurgie, Chirurgiens de l'Amirauté de Guienne, certifions à Messieurs les Officiers de ladite Amirauté, que le sieur *jean fourti* Eleve en Chirurgie, natif de *Lourde*, Diocése de *tarbe* âgé de *23 ans* s'est présenté devant Nous, & nous a requis de l'examiner sur les capacités nécessaires pour servir en qualité de Chirurgien dans les vaisseaux faisant voyage de long-cours ; à quoi Nous aurions procedé après Nous être certiorés de ses bonnes vie & mœurs, & qu'il professoit la Religion Catholique, Apostolique & Romaine ; lui aurions en conséquence fait divers interrogats, tant sur la théorie que sur la pratique de la Chirurgie, comme Anatomie, Opérations, Tumeurs, Plaies, Ulcéres, Fractures, Luxations, Bandages, & autres maladies qui peuvent attaquer l'homme ; comme aussi sur les Médicamens, tant simples que composés, & la maniere de les employer ; & par ses réponses à ces différens objets, l'avons jugé très-capable : en foi dequoi lui avons donné le présent Certificat.

A Bordeaux ce *douze mars 1768*

Dubruel

fourtic

26/07/2017

(Source : Musée du Service de Santé des Armées, Paris)

Annexe 5 : Jean-Baptiste Fonssagrives,
Traité d'hygiène médicale, 1856

TRAITÉ

D'HYGIÈNE NAVALE

OU DE L'INFLUENCE

DES CONDITIONS PHYSIQUES ET MORALES

DANS LESQUELLES

L'HOMME DE MER EST APPELÉ A VIVRE

ET DES MOYENS DE CONSERVER SA SANTÉ

PAR LE DOCTEUR

J.-B. FONSSAGRIVES

PROFESSEUR A L'ÉCOLE DE MÉDECINE NAVALE DE BREST

Illustré de 57 planches intercalées dans le texte

32222

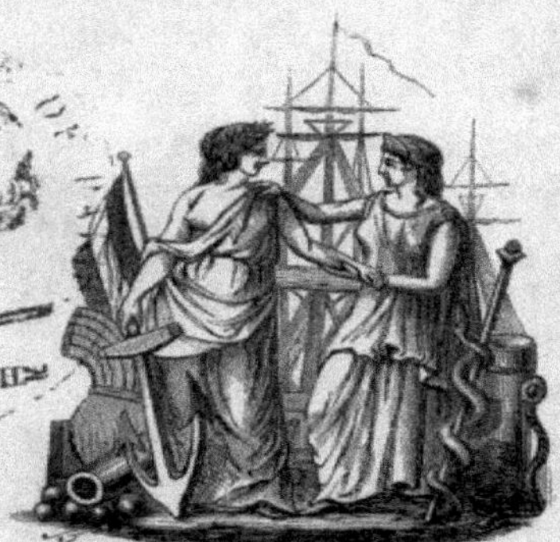

A PARIS

CHEZ J.-B. BAILLIÈRE

LIBRAIRE DE L'ACADÉMIE IMPÉRIALE DE MÉDECINE

Rue Hautefeuille, 19

LONDRES — H. BAILLIÈRE, 219, REGENT-STREET

NEW-YORK — H. BAILLIÈRE, 290, BROADWAY

MADRID, C. BAILLY-BAILLIÈRE, CALLE DEL PRINCIPE, 11

1856

L'auteur et l'éditeur de cet ouvrage se réservent le droit de traduction

(Source : BIU Santé)

Annexe 6 : Henry Louis Duhamel Du Monceau, *Moyens de conserver la santé aux équipages des vaisseaux*, 1759

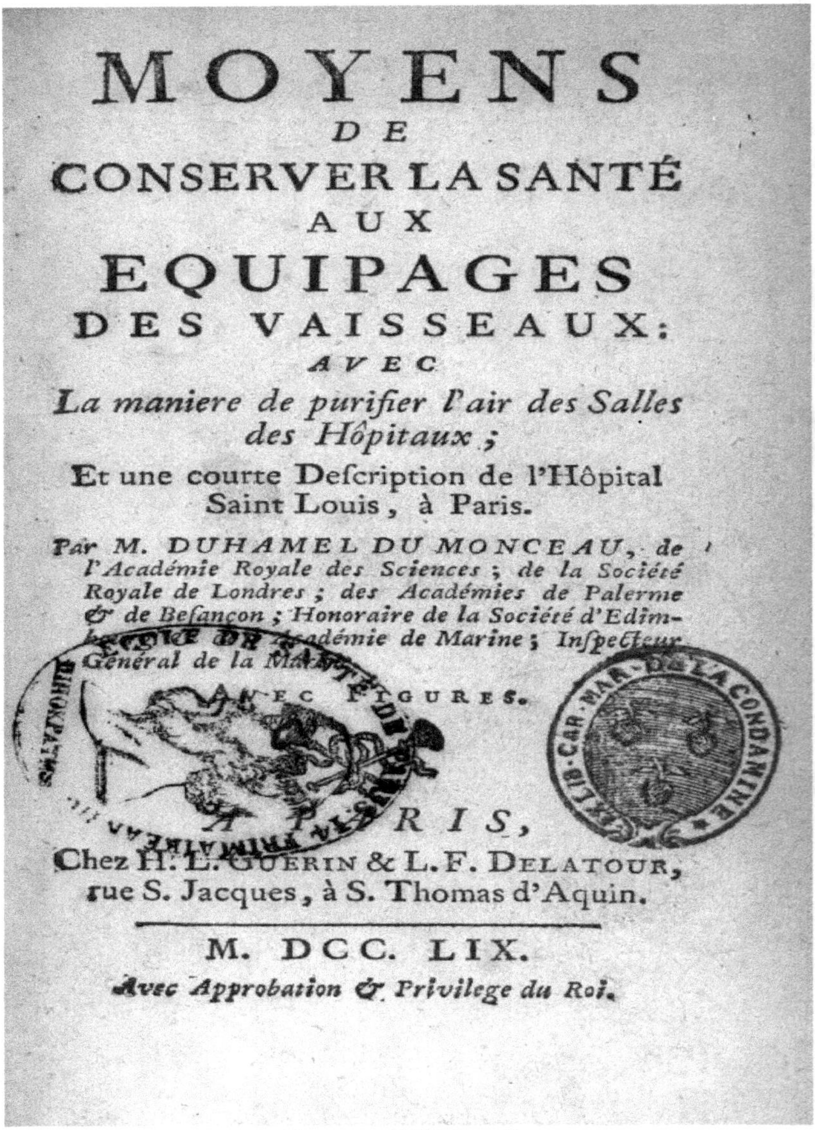

MOYENS
DE
CONSERVER LA SANTÉ
AUX
EQUIPAGES
DES VAISSEAUX:

AVEC

La maniere de purifier l'air des Salles des Hôpitaux ;

Et une courte Deſcription de l'Hôpital Saint Louis, à Paris.

Par M. DUHAMEL DU MONCEAU, *de l'Académie Royale des Sciences ; de la Société Royale de Londres ; des Académies de Palerme & de Beſançon ; Honoraire de la Société d'Edimbourg ; de l'Académie de Marine ; Inſpecteur Général de la Marine.*

AVEC FIGURES.

A PARIS,

Chez H. L. GUERIN & L. F. DELATOUR, rue S. Jacques, à S. Thomas d'Aquin.

M. DCC. LIX.

Avec Approbation & Privilege du Roi.

EX LIB. CAR. MAR. DE LA CONDAMINE

(Source : BIU Santé)

Santé et Médecine

aux éditions L'Harmattan

Dernières parutions

ALLO DOCTEUR, ICI LA MAMAN DE JULIEN
L'expérience d'un médecin des nourrissons et des enfants
Gardea Alexandre
Ce livre est né d'un désir et d'une question : le désir était d'être utile, la question était : comment faire ? Le pédiatre est confronté au défi d'un assemblage parfois complexe entre les désirs des parents et l'expression de l'enfant. La période ici choisie va de 0 à 3 ans, l'entrée en maternelle, qui marque la fin de l'exclusivité parentale. C'est donc l'expérience de ce métier, construite par la confrontation à des questions, des soucis, des peurs, qui a construit la trame de cet ouvrage.
(15.00 euros, 136 p.)
ISBN : 978-2-343-12516-9, ISBN EBOOK : 978-2-14-004189-1

MÉDECINE DU CORPS, MÉDECINE DE L'ÂME
Boudon-Millot Véronique, Bourgeois Bernard, de Ladoucette Olivier, Reber Bernard, Sarfati Georges-Elia
De Galien de Pergame, héritier d'Hippocrate, à Victor Frankl, père de la « logothérapie », en passant par Freud ou Ostad Elahi, une question court à travers les âges : celle d'une santé, et donc d'une médecine et d'une thérapie, qui prendraient en vue l'homme tout entier, « corps et âme ». Ainsi, quels sont les facteurs psychologiques et spirituels du bien être et de la longévité ? Qu'est-ce qu'une « maladie de l'âme » ? Telles sont quelques-unes des questions sur lesquelles se penchent ensemble les intervenants de cette journée.
(Coll. Journées de la solidarité humaine, 18.00 euros, 168 p.)
ISBN : 978-2-343-12693-7, ISBN EBOOK : 978-2-14-004335-2

ESTHÉTIQUE & PSYCHIATRIE
Godefroy Michel
Cet ouvrage établit l'hypothèse selon laquelle l'esthétique et son conflit primaire, considérés comme un choc fondateur de l'appareil psychique, pouvaient jouer un rôle dans la psychopathologie des troubles mentaux. Après une première partie établissant les bases de l'hypothèse, celle-ci voit son illustration dans la seconde partie qui étudie les principaux syndromes de la clinique psychiatrique. Une nouvelle approche de l'esthétique et de la psychiatrie est alors ouverte.
(Coll. Eidos série Retina, 21.50 euros, 208 p.)
ISBN : 978-2-343-12739-2, ISBN EBOOK : 978-2-14-004308-6

LA PSYCHANALYSE ET LES RÉANIMÉS

Les vêtir de paroles

Gazengel Joseph

La réanimation naissante a rencontré l'auteur, médecin, dès le début de sa pratique de l'hôpital, puis ils ne se sont guère quittés. Même la retraite ne les a pas tenus longtemps séparés, puisqu'elle l'a bientôt rattrapé dans l'expérience personnelle de la maladie. Cet ouvrage offre une lecture ciselée au scalpel du monde de la maladie et de l'hôpital, tant du point de vue du malade que de celui du médecin.

(Coll. Clinique psychanalytique et Institution, 16.00 euros, 146 p.)

ISBN : 978-2-343-12496-4, ISBN EBOOK : 978-2-14-004161-7

PSYCHIATRIE ET INTERDISCIPLINARITÉ

Marchais Pierre

Avec la participation d'Alain Cardon

À l'ère du numérique, la connaissance en psychiatrie tend à devenir plus globale et plus précise. Elle consiste à établir des liens entre des disciplines différentes, malgré les frontières qui les séparent. Cet ouvrage nous prouve que l'interdisciplinarité éclaire progressivement la psychiatrie par de nouvelles connaissances plus cohérentes et congruentes avec le réel, incitant à adopter des traitements mieux ciblés et plus adaptés.

(23.50 euros, 230 p.)

ISBN : 978-2-343-12235-9, ISBN EBOOK : 978-2-14-004155-6

GUÉRIR PAR LE RÊVE

L'onirothérapie depuis l'Antiquité jusqu'à nos jours

Crocq Louis

De tous temps, les humains ont demandé au rêve la guérison de leurs maux. Dans l'Antiquité gréco-romaine, cette pratique de l'« onirothérapie » était courante. Plus tard, Freud découvrit la fonction essentielle des rêves, qui était alors de satisfaire dans l'imaginaire un désir resté inassouvi dans la vie réelle. Cet ouvrage revient sur l'histoire de cette pratique, analysant notamment le somnambulisme artificiel, l'hypnose ou encore le rêve éveillé, et ce afin de traiter les troubles psychiques et psychosomatiques.

(23.50 euros, 220 p.)

ISBN : 978-2-343-12337-0, ISBN EBOOK : 978-2-14-004197-6

LA VIE AU CŒUR DE LA PERTE

Bejar Marie

On pourrait croire qu'il s'agit d'une histoire de pertes : perdre la santé, la vie, l'homme qu'on aime... Mais on y découvre surtout une histoire de vie, d'amour, de ressources et de transformation. La première partie du témoignage traite de cette maladie qui mène à la mort. La deuxième partie évoque les deux premières années de deuil. L'auteure puise dans ses notes, ses rêves et ses créations picturales.

(Coll. Au-delà du Témoignage, 14.00 euros, 88 p.)

ISBN : 978-2-343-12281-6, ISBN EBOOK : 978-2-14-004175-4

DE L'OMBRE À LA LUMIÈRE
Mon parcours de personne drépanocytaire
Bokapa Ewe Minel Princilia - Préface du Dr Gilius Primaël Aloumba
La drépanocytose est une maladie du sang, causée par la mutation du gène de l'hémoglobine. C'est une maladie génétique dont les principales manifestations sont les crises vaso-occlusives. Cet ouvrage relate le combat de vie de l'auteure contre la maladie. La drépanocytose est dépeinte sous tous ses aspects, abordant aussi bien les luttes physiques que psychologiques.
(Coll. Harmattan Congo-Brazzaville, 18.00 euros, 170 p.)
ISBN : 978-2-343-12034-8, ISBN EBOOK : 978-2-14-004141-9

SCIENCES ET ACTION PUBLIQUE : UN MARIAGE FÉCOND
L'exemple de l'alcool au volant
Pérez-Diaz Claudine
Faut-il fonder des politiques publiques sur les sciences ? Cet ouvrage répond à cette question sur le phénomène de l'alcool au volant, en rassemblant les apports de travaux scientifiques et d'archives institutionnelles. La genèse de diverses lois montre que le droit intègre tardivement des savoirs qui pourtant le légitiment. L'auteur revient sur l'analyse de la mise en œuvre de ces lois, qui atteste d'une lente imprégnation de l'action publique par des acquis scientifiques.
(Coll. Sciences et Société, 25.00 euros, 248 p.)
ISBN : 978-2-343-12366-0, ISBN EBOOK : 978-2-14-004157-0

MÉMOIRES D'UNE SAGE-FEMME
Hymne à la vie, hymne à l'amour
Arqué-Mathon Françoise
Ces mémoires racontent près de quarante ans d'exercice passionné du métier de sage-femme. À travers ce récit personnel se dessine une évolution : le dogme du « tu accoucheras dans la douleur », battu en brèche par la méthode du docteur Lamaze et, surtout, la reconnaissance de la sensorialité du bébé scientifiquement prouvée. Malgré les résistances de certains, l'auteur a pris part à cette évolution qui correspondait à ses intuitions de débutante, renforcées par son expérience.
(20.00 euros, 236 p.)
ISBN : 978-2-343-12530-5, ISBN EBOOK : 978-2-14-004160-0

MÉDICALISER L'AFRIQUE
Enjeux, processus et stratégies d'introduction de la médecine occidentale au Gabon (XIXe-XXe siècle)
Mabika Ognandzi Hines
Jusqu'à la fin des années 1880, la pratique de la médecine occidentale au Gabon a surtout lieu sur mer. Dès les années 1890, on assiste à un glissement de la médecine de la mer vers la terre ferme. Ainsi, pourquoi et comment passe-t-on d'un navire-hôpital sur mer à la case de santé à terre, de la case de santé aux ambulances-hôpitaux, puis aux centres hospitaliers universitaires ? Cet ouvrage reconstitue ce processus de médicalisation.
(Coll. Racisme et eugénisme, 31.00 euros, 304 p.)
ISBN : 978-2-343-11857-4, ISBN EBOOK : 978-2-14-004109-9

PRÉVENTION DE L'OSTÉOPOROSE
Un problème majeur de santé publique
Blain Alain
Les travaux récents mettent en évidence l'importance d'un capital osseux optimal comme prévention efficace de l'ostéoporose. L'accent est mis sur la nécessité de l'équilibre alimentaire et nutritionnel et la pratique régulière des activités physiques et sportives, modérées et programmées. Cet ouvrage apporte des données complémentaires aux connaissances habituelles, grâce aux recherches et travaux expérimentaux dans le domaine du sport.
(18.50 euros, 160 p.)
ISBN : 978-2-343-09906-4, ISBN EBOOK : 978-2-14-004055-9

EUGÈNE MINKOWSKI – Philosophe de la psychiatrie
Grulier Jean-Claude
L'œuvre d'Eugène Minkowski (1885-1972) est méconnue. Après des études de mathématiques puis de philosophie, il se consacre à la médecine et se spécialise en psychiatrie. Il écrit de nombreux ouvrages qui feront date dans le domaine médical (*Traité de psychopathologie*) ou philosophique (*Le temps vécu*). Mais ces deux disciplines sont-elles dissociables ?
(Coll. Psycho-Logiques, 28.00 euros, 272 p.)
ISBN : 978-2-343-10773-8, ISBN EBOOK : 978-2-14-004072-6

SOS MÉDECINS – Un pionnier raconte
Barrié Jean-Bernard
La naissance de SOS Médecins découla d'un constat étonnant et révoltant : « En France, on traite mieux les tuyaux de plomb que les coronaires ». C'est alors qu'une vingtaine de médecins dans les années 70 ont remplacé, la nuit, les médecins traitants pour assurer leurs urgences. L'auteur nous conte ici ses gardes de nuit à SOS médecins Paris, à travers plusieurs scènes de vie qui rendent compte de l'intensité des missions effectuées.
(28.00 euros, 340 p.)
ISBN : 978-2-343-10325-9, ISBN EBOOK : 978-2-14-003918-8

VAINCRE L'OBÉSITÉ
Marre Philippe - Préface d'Anne-Sophie Joly
L'obésité a toujours existé. Dans nos sociétés d'abondance, l'alimentation de base est à la portée de tous et la prévalence de l'obésité augmente. À la souffrance psychique s'ajoutent alors progressivement les complications de surpoids qui menacent la qualité de vie et diminuent l'espérance de vie. Cet ouvrage revient sur les modèles de prise en charge qui permettent d'évaluer la sévérité de l'obésité et ses complications éventuelles, et de proposer une éducation thérapeutique avec accompagnement nutritionnel et psychologique.
(Coll. Cultures et Médecines, 18.00 euros, 168 p.)
ISBN : 978-2-343-11975-5, ISBN EBOOK : 978-2-14-003773-3

L'HARMATTAN ITALIA
Via Degli Artisti 15; 10124 Torino
harmattan.italia@gmail.com

L'HARMATTAN HONGRIE
Könyvesbolt ; Kossuth L. u. 14-16
1053 Budapest

L'HARMATTAN KINSHASA
185, avenue Nyangwe
Commune de Lingwala
Kinshasa, R.D. Congo
(00243) 998697603 ou (00243) 999229662

L'HARMATTAN CONGO
67, av. E. P. Lumumba
Bât. – Congo Pharmacie (Bib. Nat.)
BP2874 Brazzaville
harmattan.congo@yahoo.fr

L'HARMATTAN GUINÉE
Almamya Rue KA 028, en face
du restaurant Le Cèdre
OKB agency BP 3470 Conakry
(00224) 657 20 85 08 / 664 28 91 96
harmattanguinee@yahoo.fr

L'HARMATTAN MALI
Rue 73, Porte 536, Niamakoro,
Cité Unicef, Bamako
Tél. 00 (223) 20205724 / +(223) 76378082
poudiougopaul@yahoo.fr
pp.harmattan@gmail.com

L'HARMATTAN CAMEROUN
TSINGA/FECAFOOT
BP 11486 Yaoundé
699198028/675441949
harmattancam@yahoo.com

L'HARMATTAN CÔTE D'IVOIRE
Résidence Karl / cité des arts
Abidjan-Cocody 03 BP 1588 Abidjan 03
(00225) 05 77 87 31
etien_nda@yahoo.fr

L'HARMATTAN BURKINA
Penou Achille Some
Ouagadougou
(+226) 70 26 88 27

L'HARMATTAN SÉNÉGAL
10 VDN en face Mermoz, après le pont de Fann
BP 45034 Dakar Fann
33 825 98 58 / 33 860 9858
senharmattan@gmail.com / senlibraire@gmail.com
www.harmattansenegal.com

www.ingramcontent.com/pod-product-compliance
Lightning Source LLC
LaVergne TN
LVHW011039061026
849535LV00006B/2091